窪田徹矢
泌尿器科専門医

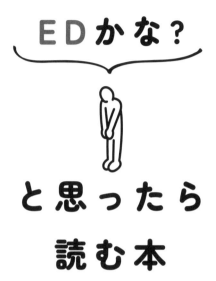

EDかな？

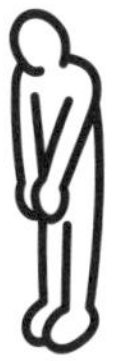

と思ったら読む本

専門医が教える傾向と対策

自由国民社

はじめに

日本のED人口を知っていますか？

定義も調査もいろいろありますが、潜在的な人も含めると1200〜1800万人と言われています。

じつに男性の**4人に1人**です。

さすがに道行く人に「あなたはEDですか？」と聞くわけにもいかないので、あくまでも推定の数ではありますが…。

ED（Erectile Dysfunction 勃起障害）というのは、勃起が十分でないために満足なセックスができない状態を言います。

その症状は、初期症状である中折れ（最初は勃起してセックスができているけれども途中からうまくいかなくなる状態）、最初から勃たない状態、重症度が高く、まったく性行為できない状態、たまにしか勃起しない状態、勃起することもあればしないこともある状態など、さまざまです。

ＥＤが軽度なのか重度なのかは、国際的に定義されています。

詳しくは92ページでお話しします。

ＥＤで悩んでいる人は多いのですが、恥ずかしさが先だって、クリニックに足を運ぶことをためらう人も少なくありません。

ただ、無視できないのは、**ＥＤがほかの重大な病気の兆候としてみられることもある**ということです。

ですから、

「なんだかおかしいな…」

と思ったら、早期発見、早期治療という意味でも、なるべく早くクリニックに行くことをおすすめします。

もちろんセックスそのものが十分にできないことによる影響は大きいので、これはいずれにしても治さなければいけません。

ところが厄介なのは、セックスに関して、

「ペニスが小さいから劣っている」

「簡単に元気になる薬がある」

といった、医学的に何の根拠もない間違った情報があふれているということです。


こうしたことに惑わされないように、本書では正しい知識を身につけ、

・自分でできることは自分でする
・医学的に問題があれば、それなりの対応をする
・医者の協力が必要であればクリニックを訪ねる

といった対処をしていただきたいのです。


性生活を豊かに送ることは、人生においてとても重要な要素です。

悩むことは、決して恥ずかしいことではありません。

私はこれまで、泌尿器科医としての診察や、さまざまなメディアを通して約5万人の人に向き合ってきました。

たくさんの人が、日々悩んでいる姿を目の当たりにすると、医師の数、診察にかけられる時間、施設の充実度などの体制づくりがまだ十分とは言えません。

そこで、本を入口にして、悩んでいる人の役に立ちたいという思いで、本書を執筆することにしました。

ぜひ、それぞれの症状にふさわしい回復への道を見つけて、元気に歩いていただきたいと願っています。

2023年10月

窪田 徹矢

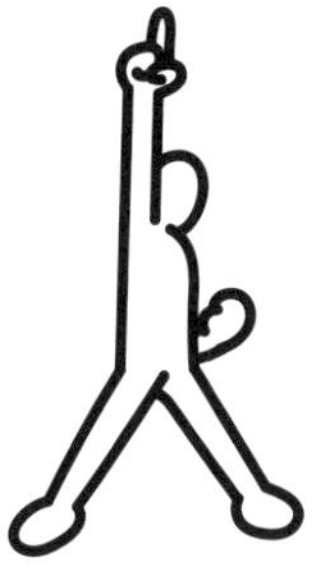

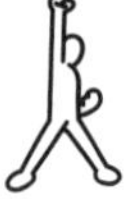

目次

はじめに　2

第1章　知られたくない性の悩み

ＥＤの相談を気軽にできる人はいない　12
ＥＤは不健康のあらわれ　17
ペニスの大きさと形に悩む人は多い　23
包茎は、重傷の場合ＥＤになってしまう　39
早漏の悩みはリラックスすれば解決できる　42
遅漏もリラックスすれば解決できる　48

パートナーなのに勃たないのはなぜ？　53
性欲の強さ弱さはEDには関係ない　58
性生活は健康長寿に不可欠なもの　60
悩んでいるなら気軽に医者を訪ねよう　64

第2章　性についての間違った思い込み

オナニーばかりしていると身体に悪い？　68
「オナ禁」すれば勃起力は上がる？　71
正しいオナニー、間違ったオナニーがある　75
射精しないと快感は得られない？　80
パソコンの使いすぎはEDになるのか　84
セックスグッズは身体に害がないか　86

媚薬というものは本当にあるのか　88

第3章　EDには原因と治し方がある

まずは自分のED度を確認してみよう　92
EDの原因とは？　94
EDの原因になりやすい病気　98

第4章　EDの治療薬&治療法を教えます

そのED治療薬の認識は間違っています　108
ED治療薬にはそれぞれ特徴がある　112

「薬剤性のＥＤ」はどう治すのか　117
ネット販売だけの薬には非正規品が多い　125
輸入治療薬には危ないものが多い　130
ＥＤ治療法には注射も衝撃波もある　132

第5章　男性力を上げる食事＆生活習慣

男性力アップのカギはテストステロン　140
「食事」で男性力を取り戻そう　143
「タバコ」「お酒」は男性力を低下させる　151
「運動」で男性力を取り戻そう　156
筋トレでテストステロンを増やすには　164
陰部を圧迫すると精力が弱くなる　170

終章　夫婦円満を続けていくために

年配になるとセックスから遠ざかるのはなぜ？　174
パートナーと以前のように楽しむために　178
まずは2人の会話から始めましょう　183

第1章 知られたくない性の悩み

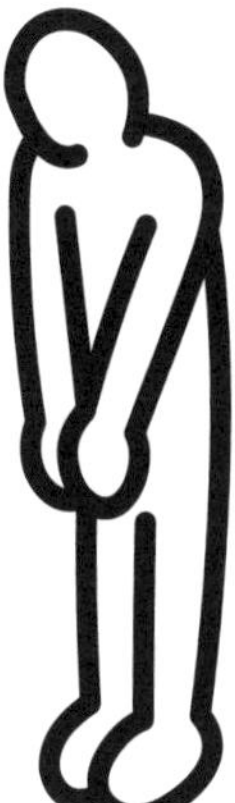

EDの相談を気軽にできる人はいない

中高年者の来院が多い

自分がEDなのではないかと気にはなるものの、「そんなことを気にするのはおかしいのではないか」「泌尿器科に行くのは恥ずかしい」と思ってしまう人は多いのかもしれません。

でも、安心してください。相談に来る人は、決して少なくありません。

もちろん、恥ずかしいことでも何でもありません。

私のクリニックでは、1日150人くらいの患者さんを診ています。

そのうちEDの相談で初めて来院するのは、多いときで5人程度。

1カ月で100人以上の相談に乗っていることになります。

なかには、簡単な問診で、EDの薬だけをもらいに来る患者さんもいます。そのような人は1日に10人ほどいるので、相談に訪れる人と合わせれば、1日に15人ほどがEDの患者さんということになります。

来院する患者さんの年代はさまざまですが、多い年代は40代〜60代前半の人です。なかでもとくに多いのは40代前半ではないでしょうか。

ＥＤで来院する患者さんは、基本的に問診票に情報を詳しく書くことはありません。やはり恥ずかしいのでしょう。

相談内容については、「医師に相談」という意味の「プライベート診察」欄にマルをつける人が多くいます。この場合、私が直接話を聞くことになるのですが、どのような目的でＥＤ治療薬を使うのか、といったことはなかなか聞けないものです。

ＥＤの初診では、まずは「国際勃起機能スコア」（ＩＩＥＦ―5問診票、93ページ）という勃起のスコアを書いていただきます。

それを見れば、重症度がすぐに確認できるでしょう。

私のクリニックでは、その勃起スコアと一緒に、「早漏の問診票」もチェックしていきます。

また、診療時にお話を聞いていくなかで「性欲がない」という話題が出てきたら、男性ホルモンが低い可能性があるので、男性ホルモンや男性更年期に関わる「男性更年期障害の問診票」（45ページ）も書いていただいています。

これらのスコアを見ながら、重症度を確認してください。

たとえば、IIEF―5のスコアが低い場合には重症のEDとなるので、薬での治療から始めることになります。

このとき、糖尿病や高血圧、腎臓の疾患などの既往歴があるか、日常どのような薬を服用しているかを問診。その後、治療薬を使うことによる副作用も伝えたうえでED治療薬を処方します。

このような流れで、日々診療を進めているのです。

ED治療薬でほとんどは回復する

日本で認可されているED治療薬は「バイアグラ」「レビトラ」「シアリス」の3種類（詳細は112ページ）だけなので、そのなかから処方することになりますが、それぞれに一長一短があります。

もっとも売れているのは「シアリス」です。

バイアグラが空腹時に飲まなければいけないのに対して、シアリスは食事の影響をまったく受けないのがメリットです。

さらに、効果をマイルドに発揮するので、作用時間が長いのが特徴でもあります。食事の影響を受けず、効果が24〜36時間持続するため、セックスのかなり前に飲んでおくことができます。

もっとも値段が安いのは「バイアグラ」で、シアリスの次に売れています。

「レビトラ」はペニスが一番硬くなり、即効性があるのでとても人気があるのですが、非常に強い薬なので、最初から処方するのには適していません。ちなみに「レビトラ」は、2021年10月にドイツのバイエル社が販売中止になり、ジェネリックの「バルデナフィル」のみ処方可能です。

最初はバイアグラやシアリスなどのマイルドなものを処方し、それで効かない場合はレビトラを使うという流れになります。

このように、治療はED治療薬がメインになるのですが、血液検査で男性ホルモンが低いとわかった人には、男性更年期障害の診断で男性ホルモンを注射します。

注射をすることで、朝勃ちするようになったと喜ぶ患者さんも…。

このような方は、EDの薬と並行して男性ホルモンの注射を打っていきましょう。


このほか、本当に勃起しない患者さんに対しては、「プロスタグランジン」という陰茎海綿体注射がおすすめです。

注射して5秒くらい刺激すれば、すぐに勃起します。

これはリハビリのようなものです。

セックスをしているときに注射を打つわけではないので、何回か繰り返すなかで勃起する習慣をつけるようなイメージですね。

通える人であれば、週1〜2回のペースで「プロスタグランジン」を打てるといいのですが、そこまでの頻度で実施できる人はなかなかいないようです。

ここまでは、クリニックの治療として行うことを、ひと通りご紹介しました。

一人ひとりに合わせてさまざまな治療法があることを、ぜひ知っておいてください。

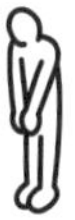

ＥＤは不健康のあらわれ

ＥＤから生活習慣病が始まることもある

世の中の男性は、勃起しないことが恥ずかしい、あるいは年齢のせいだから仕方ないと思っているのかもしれません。

この勃起障害は、昔は「インポ」、いまでは「ＥＤ」と呼んでいます。

正確な定義では、「インポ」（インポテンス）というのは、勃起が不十分なために満足なセックスができない状態のことを言います。

これに対して「ＥＤ」にはもっと広い意味があり、インポテンスになる手前の状態も含みます。

つまり、ＥＤには、インポテンス、さらに、最初は勃起状態が持続しているものの、途中で機能しなくなる「中折れ」も該当しているのです。

大切なのは、ＥＤは性生活だけの問題ではなく、将来の健康を左右するバロメーターになっているということです。生活習慣病である高血圧や糖尿病、高脂血症など、多くの男性が将来かかるかもしれない疾患は、もしかしたらＥＤから始まっている可能性があるのです。

ちなみに、「インポテンツ」はドイツ語で、「インポテンス」は英語です。

患者さんのことを「クランケ」、診療経過などを記録する書類を「カルテ」と呼ぶように、一部ドイツ語が残っているところはありますが、最近はドイツ語はほとんど使われなくなってきています。

朝勃ちしなくなったら血管老化のサイン

「最近朝勃ちをしなくなったけど、これは忙しくて疲れているからだろう」

と言って片づけていませんか？

じつは、朝勃ちしなくなる背景には、血管の老化もあるのです。

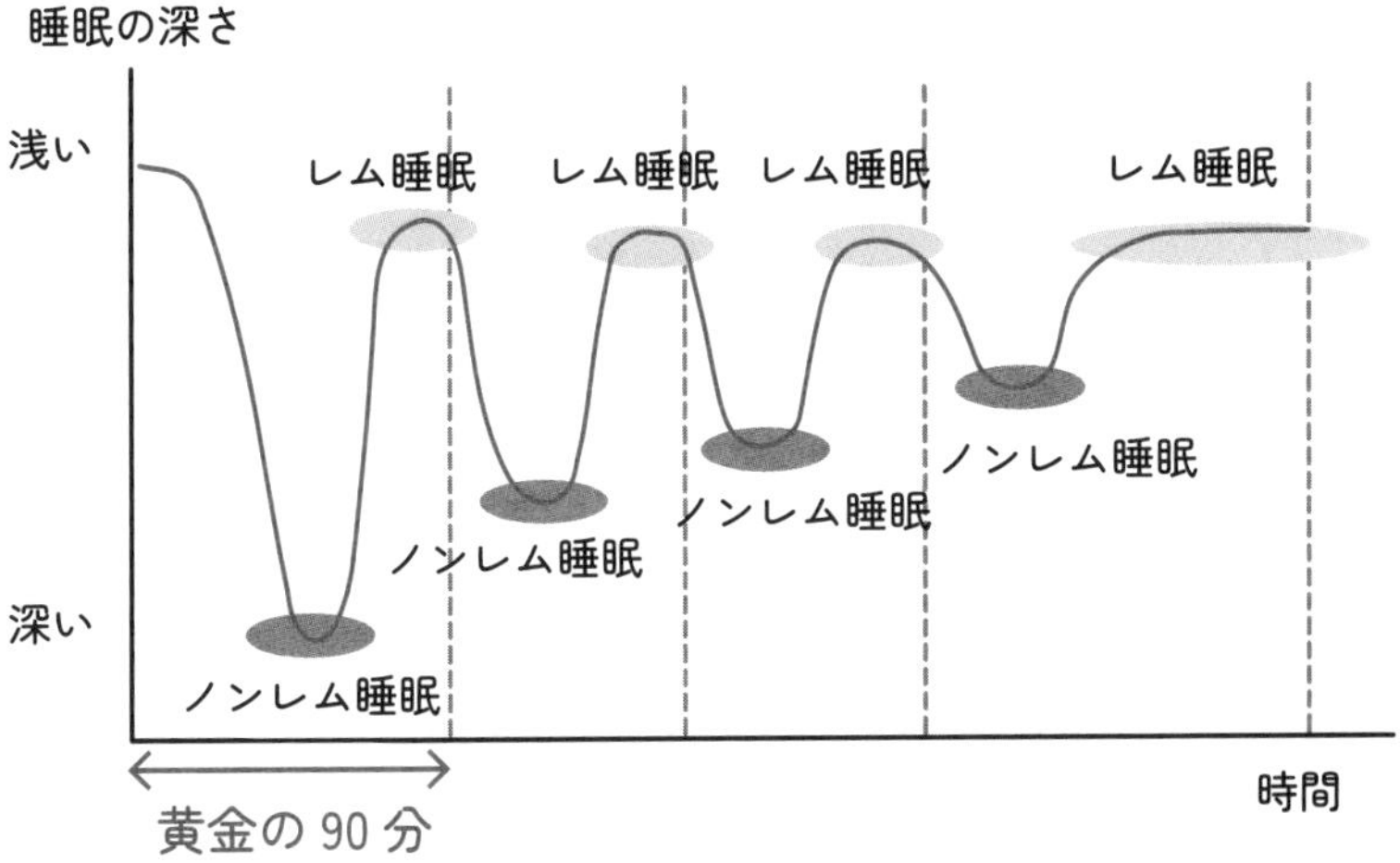

まずは、朝勃ちのメカニズムからお話ししましょう。

朝勃ちは、医学的には「夜間勃起現象」と呼ばれています。

睡眠には、「レム睡眠」と「ノンレム睡眠」があり、レム睡眠は浅い眠り、ノンレム睡眠は深い眠りで、一般的には90分サイクルでこの2つの睡眠を繰り返していると言われています。

そして、レム睡眠のたびに勃起する状態が「夜間勃起現象」です。

つまり、人は**浅い眠りのときに勃起している**のです。

睡眠に落ちて、最初のうちはノンレム睡眠が長く、眠りが浅くなっていくにつれて、レム睡眠が増えていきます。レム睡眠は、「身体は休んでいるけれども、頭は働いている」という状態です。

夢を見たり夜中に目が覚めたりするのは、レム睡眠のときです。

このレム睡眠時は、自律神経が活発になっています。


夜中に目が覚めたときに勃起しているのは、朝勃ちならぬ「夜勃ち」と言います。

仕事で非常に疲れているときは、とても深い眠りに陥り、身体が休まっている状態で、夢も見ないようなこともあります。

こういったときは、朝勃ちをしないことが多くあります。


朝勃ちは、興奮しているからなるわけではありません。

身体が自動的に行っている、自動車の暖気運転のようなものです。

勃起には筋肉や海綿体が関連しているため、勃起しない時間が長いと筋肉が衰えてしまい、いざというときに勃たなくなってしまいます。

筋トレと同じようなもので、筋肉は使わなければ委縮するものですから、普段からセックスレスであったり、マスターベーションをしていなかったりすると、性的刺激で勃起する機会がない分、朝勃ちが減ってくる傾向があるのです。

ただ、性的刺激がない状態が続いていたとしても、男性には生殖機能を維持できるように自動的に勃起を繰り返すという特性があります。

これが、夜間勃起現象なのです。

この夜間勃起現象がだんだん起こらなくなってくる原因としては、「ストレス」「疲労」「うつ傾向」などが挙げられます。

このような状態になると、睡眠のリズムが崩れ、夢も見なくなり、ノンレム睡眠が長くなって、朝勃ちもしなくなってしまうのです。

そして、男性更年期障害になってうつ傾向に陥ると、男性ホルモン、いわゆるテストステロンが減り、「ＬＯＨ症候群」を発症。すると朝勃ちの頻度がさらに減り、場合によっては勃起しなくなってしまうことも…。

また、朝勃ちをしない、日中も勃起しないという状態になると、動脈硬化などの生活習慣病になっている可能性もあります。

ですから、自覚症状として「朝勃ちが減ってきたな」と感じているのであれば、血管の老化を疑ったほうがいいのかもしれません。

普段から性的なことをしていなくても、人間は戦闘態勢をとるために、夜間に勃起を繰り返しています。それさえもなくなっているということは、男性ホルモンの減少か、血管の障害によって血流が悪くなっているという可能性があるのです。

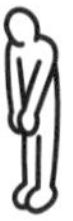

ペニスの大きさと形に悩む人は多い

YouTube再生回数から見えてくるもの

私は「Drバナナの診療所」というYouTubeページを公開していますが、そのなかでも「ペニスを大きくする方法　ベスト3」というタイトルで公開した動画の再生回数が20万回を超えました。

ほかの回でも、ペニスのサイズに関するテーマのときには、アクセス数がぐんと伸びます。

セックスや性器に関する悩みは、そう簡単に人に打ち明けられないので、ネット上へのアクセスを見ると、深刻さがわかります。

再生回数が多かった動画では、主に生活習慣の改善について解説しました。

タバコの弊害についてはもちろん、太っているためにペニスが実寸よりも小さく見えるという話もしました。

太っていると、大きさは変わらないのにお腹などのまわりの肉でペニスが埋もれてしまいます。ひどい場合は、あまりにも太っていてセックスできず、脂肪吸引することで、ペニスが出てくるということもあります。

また、もともと小さいお子さんを持つ親御さんに向けたYouTubeとして始めたのですが、「陰毛は何歳から生えるのですか？」というテーマの再生回数が多かったのは、思春期の関心度が高いことを物語っているでしょう。

思春期に運動をしていた人は大きい

「ペニスが大きすぎて困っているんです」という悩みで来院する人はいません。

やはりペニスを大きくしたいと望む声がかなり多いのです。

私がアップしている「泌尿器科医バナナ先生」で、ペニスを大きくする方法が20万回以上再生されたことを考えると、ペニスを大きくしたいと思っている人はたくさんいるとい

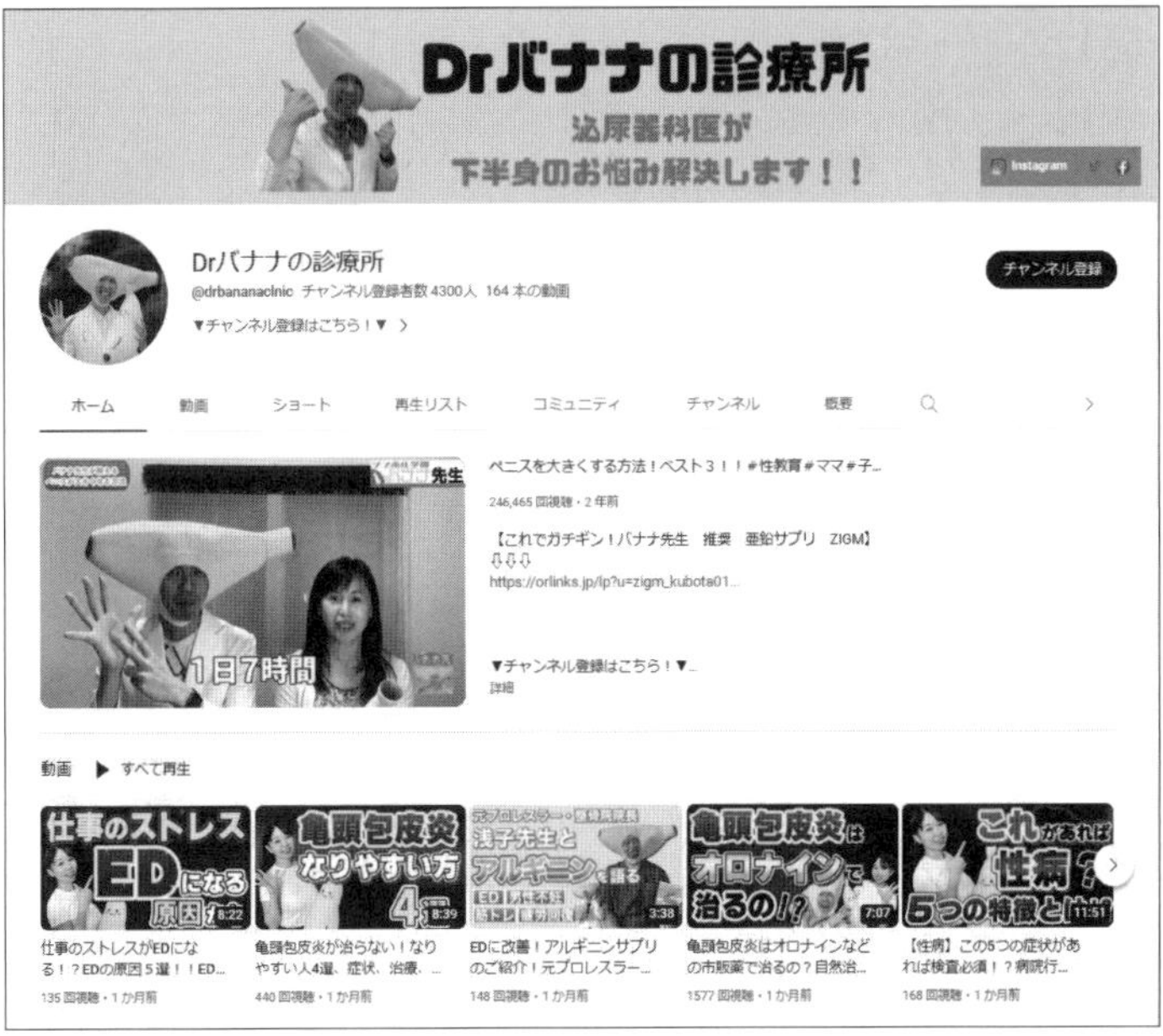

うことですね。
「自分のペニスは小さい」という思いが、コンプレックスになっているのです。

ペニスは、思春期を迎えて男性ホルモンであるテストステロンの分泌が活発になると、第二次性徴が起きて発達します。ですから、すでに第二次性徴を迎えたあとでペニスを大きくするのは難しいのです。

簡単に言えば、思春期のときに男性ホルモンが高まるようなことをしているかどうか。つまり、スポーツをしたり筋トレをしたりしていたかどうかが重要です。

やはり、運動している人のほうが、身体も、ペニスのサイズも大きくなりやすいのです。10代の頃にまったく運動をせずにオリンピック選手になった人はいないですよね。

実際に目にしたわけではありませんが、たとえば体操の選手は身長が伸びづらくても、男性ホルモンの数値が高い分、ペニスのサイズも大きいのではないかと私は推察しています。

ペニスは手術で大きくすることができる

もし20歳を超えている人が、小さいペニスを大きくしたいと願うなら、「ヒアルロン酸」の注入か、「シリコン」を埋め込む注射が一般的です。

「ペニス増大手術」にはさまざまな種類がありますが、全額自費負担です。

費用は病院やクリニックによって異なりますが、目安としては、安ければ5〜6万円程度、シリコンを入れる高度な手術の場合、総額１００万円になることもあります。

1 「ヒアルロン酸」を注入する

ペニス増大手術の入口は、ヒアルロン酸を注入する方法です。バストアップのようなイ

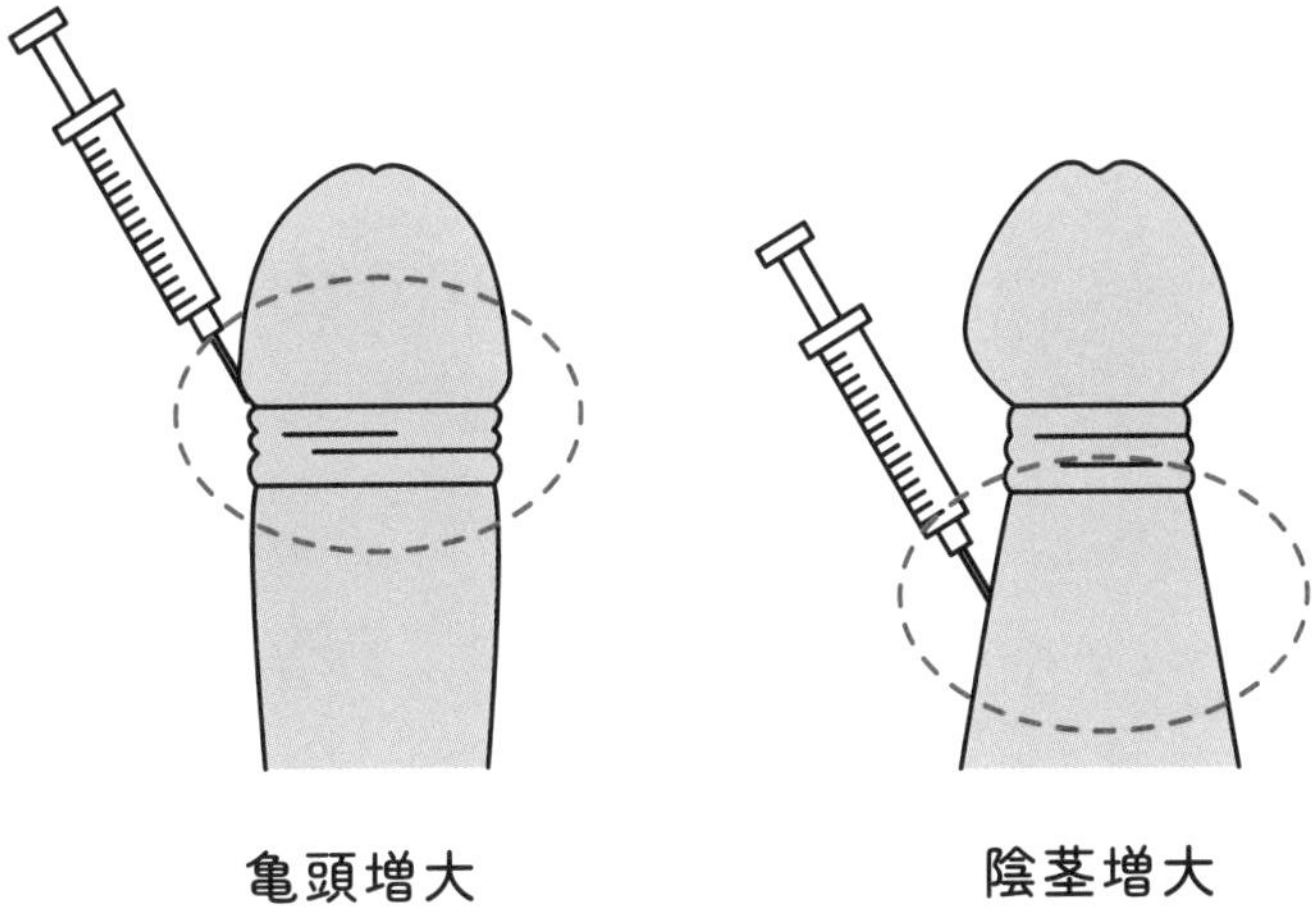

メージで、ペニスにヒアルロン酸を入れていくのです。

具体的には、ペニスのカリの部分などの、太くしたい箇所に注入します。要するに、太くしたいのか、長くしたいのかといったニーズによって注入の量が変わってきます。

手術費用は、ヒアルロン酸を注射で何cc入れるかという薬の量によって変わりますが、相場は1回5～10万円です。注射は、麻酔をしたうえで注入したい場所に直に打ちます。麻酔する際はペニスに細い注射を打つのですが、ものすごく痛いわけではありません。

ヒアルロン酸は体内に吸収されるため、1～2年ほどで元に戻ってしまいますが、希望すれば何回注入しても安全です。

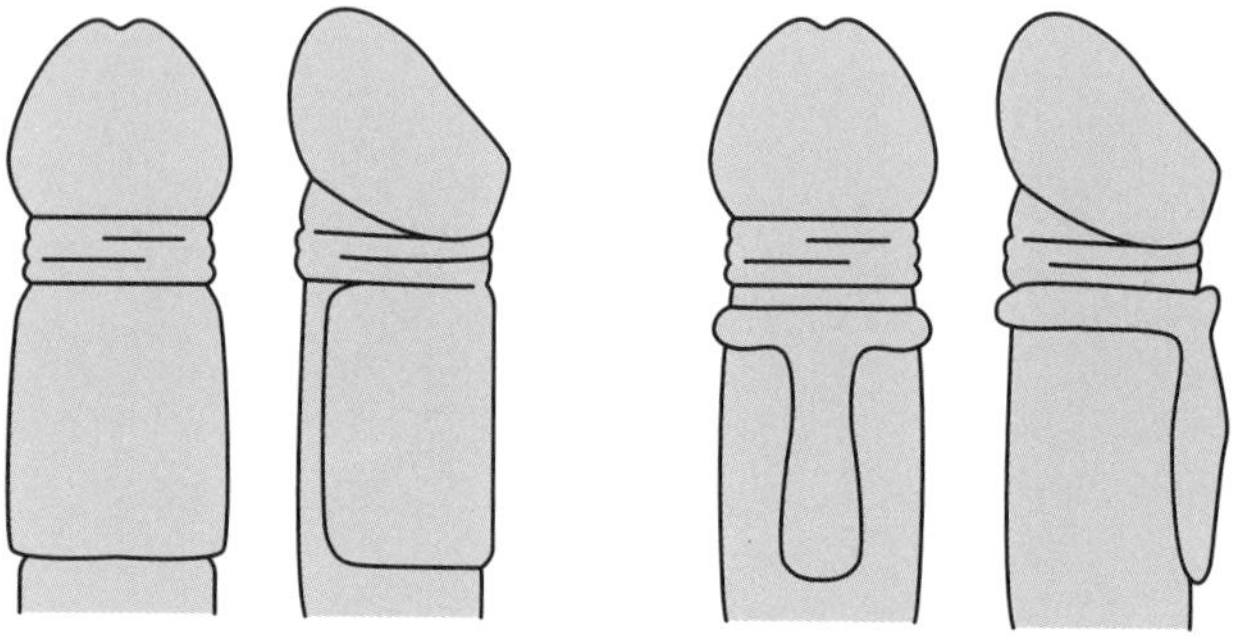

リング型シリコン　　T字型シリコン

なお、ヒアルロン酸を注入したあとは、1週間ほど、セックスもオナニーもできません。

2　「シリコン」を埋め込む

ペニス増大手術の次の段階は、シリコンを埋め込むというものです。陰茎の亀頭部分を切開して、皮の内側に埋め込みます。亀頭の形にしっかり合わせて入れていく場合もあれば、ビー玉のようなものをいくつか入れていく場合もあります。

シリコンの安全性についてですが、人工関節にも使われているくらいですから、医療用のものを使っているクリニックなら、長期間入れていても問題ありません。

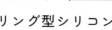

シリコンを入れた場合は、2〜3週間ほど、セックスもオナニーもできません。

費用については、シリコンだけで10〜20万円、注入手術に10～20万円。合計で20～40万円くらいでしょう。

費用の幅は、シリコンの量や手術の面積によって異なります。

3 サプリメントを飲む

ペニスを増大させるとうたっているサプリの広告を目にすることはありませんか？

広告には、「アルギニンやシトルリンなどといった、男性ホルモンを活性化させるものが入っている」と記載されていることもあります。

しかし、これらが安全に機能するものかは、立証されていません。


そもそも、女性がペニスの大きい人を好むのかと言えば、そういうわけでもありません。

胸が小さいと悩んでいる女性と似ている状況かもしれませんね。

これは、先日、AV男優の加藤鷹さんと話したときに聞いた話です。

AV男優の場合、見栄えのよさを重視する分、ペニスの大きい人が出演していますが、じつは女優さんからするとあまり大きすぎても好まれず、逆にNGを出されることもあるのだそうです。

男性からすると、「大きいほどいい」「大きければ偉い」という妄想を抱きやすいかもしれませんが、そこまで気にしなくてもいいのではないでしょうか。

最低何センチあればセックスできるのか

先ほどの話と重複しますが、体育会系の男性のほうが、運動をしているために男性ホルモン値が高く、ペニスは大きくなりやすいと言えます。

いわゆる「マッチョマン」のほうが、ペニスは大きい傾向があるということです。

でも、大人になってから運動を始めても、ペニスの大きさは変わりません。

人には成長期というものがあるので、大人になってから身長を伸ばしたいと思っても伸びないのと同じことです。

大人になってからいくらマッチョになっても、ペニスを大きくするのは難しいでしょう。

サイズに自信が持てないために、「自分はセックスができるのだろうか…」と不安になっている人もいるかもしれません。

でも、じつは、勃起した状態で５㎝あれば、セックスをすることはできます。女性の膣の深さは平均で８㎝程度。５㎝のペニスで奥まで届かなくても行為することは可能なのです。

ただ、８㎝ほどないと、女性があまり気持ちよくならないかもしれません。機能やサイズは関係ないと言えども、ペニスが５㎝くらいの男性は、もっといい形でセックスしたいのではないでしょうか。

「マイクロペニス」という言葉があります。

これは、もともと男性ホルモン値が低い「クラインフェルター症候群」であることが原因で、ペニスのサイズが非常に小さいケースを指します。

勃起して５㎝以下のペニスは、マイクロペニスであると定義されているのです。５㎝以下の場合は物理的にセックスが難しいので、手術などで改善することになるでしょう。

小さめの人は、性行為の際に「大人のおもちゃ」を使うのもひとつの方法です。

ローションを使うのも、もちろんいいと思います。

ローションを使うことでペニスの膨張率が上がるわけではありませんが、使ったほうが気持ちよくなれるでしょう。

自分のサイズに自信が持てずに萎えてしまう人もいると思いますが、気にしないようにするのも大切なことです。

かならずしも「挿入＝セックス」ではありません。

セックスは前戯から始まります。

男性と女性がお互いに触れ合うところも含めたトータルが、セックスなのです。

挿入するペニスのサイズだけが重要なのではありません。

とくに女性は触れ合いによって感じることが多いとも言われています。

女性を喜ばせるような前戯や声かけを意識してみましょう。

相手を喜ばせることができれば、自分のペニスが小さくても、満足度の高いセックスをすることができます。

小さいペニスでも膨張率で立派になる

ペニスの膨張率、つまり勃起したときの大きさは、いつも同じではありません。

単に勃起しているだけのときと、より大きく太いときがあるのはなぜでしょうか？

ペニスの内部は、海綿体という組織でできています。

その海綿体にたくさんの血が流れてパンパンになれば、膨張率が高いということです。

そのため、どれだけ血流が活発になるのかによって、膨張率も変わります。

元のペニスが小さくても、膨張率が高ければ、自信を持っていいでしょう。


たくさんの血流が流れるということは、より興奮しているということです。

それは相手にどれだけ興奮しているかによっても変わってきます。

より大きく・太く・硬くなると、男性として「俺はここまでいける」という自信がつくでしょう。


ペニスの主な部分は海綿体という組織でできていて、亀頭に血液がたくさん集まると、陰茎海綿体全体が硬くなります。

そもそも勃起というのは、動脈で血液を運び、静脈で戻るときにＰＣ筋（１５７ページ）という筋肉が締まることで起こります。性的な刺激が強いほど、勃起力も上がるのです。

初めての人とセックスするときは、興奮の度合いはかなり大きいのではないでしょうか。初めての相手との行為であることが、膨張率を高めるわけです。

ただ、そのことについて調べている人はほとんどいないため、学術的には説明できないのですが、納得する人は多いはずです。

では、数十回目、数百回目をともにしている相手の場合はどうでしょうか。

初対面のときの興奮はなくても、新しい試みで興奮度を高めることはできます。たとえば新しい体位を試みたり、場所の雰囲気をガラッと変えたり…といった方法です。

ラブホテルを利用する人もいれば、かならずしもおすすめはしませんが、誰かに見られているかもしれないという刺激のなか、戸外で行為に及ぶ人もいます。

さすがに戸外では最後まで行うことは難しいのですが、性器を触り合うことはしているといった話はよく耳にします。

ペニスの曲がりすぎは手術で治せる

ペニスの形については、曲がっているために挿入しづらいといったことや、上や下に反りすぎているといったことに悩む人もいるかもしれません。

上下左右に曲がっているのを「屈曲ペニス」と言い、症例は少ないのですが、治す手術もあります。

そもそもペニスは、海綿体が環状になっていて、白膜という頑丈な膜に包まれた構造でできています。

それに対して、屈曲ペニスは、白膜のどこかが歪んでしまい、右に曲がったり左に曲がったりしている状態です。こういった場合、曲がっているほうの白膜を一部切って、長いほうと短いほうを同じ長さにして矯正します。

多少の屈曲なら病気ではありませんが、有名な病気では、「ペイロニー病」（陰茎硬化症）というものがあります。

これは、勃起するとペニスが極端に反ってしまう疾患です。陰茎の海綿体にしこりがで

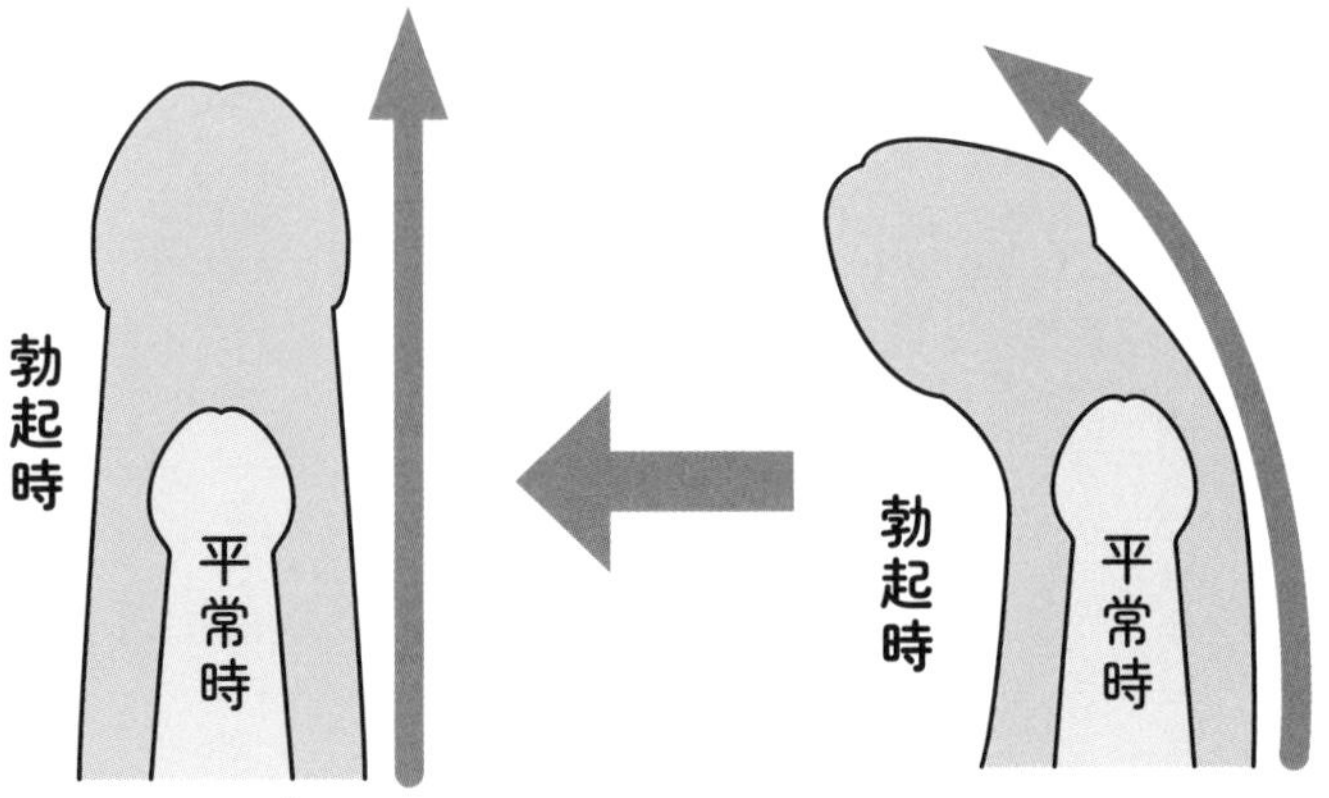

きているために、ペニスが反ってしまうのです。

先天的な病気ではなく、大人になってから多く見られます。日本人にはあまりいないのですが、原因はよくわかっていません。

治療は、屈曲した部分に薬剤を注入したり、薬（日本国内では未承認）を飲んだり、ステロイドを注射したりする方法をとります。

そのような治療を半年ほど行って、効果が出なければ手術して治すのです。

日本人に少ないため、ペイロニー病を扱っている病院は多くありません。

ただ、病気に該当するので、治療は保

険適用になっています。

そもそも屈曲ペニスは、本来は治療をしなくても生殖機能に支障をきたすものではありません。

ペニスが何らかの曲がり方をしている人は、日本の文献によれば３％とありますが、多少の曲がり具合ではセックスに支障をきたすことはなく、大きな問題はないのです。

どうしても気になって来院する人はいますが、病気と言えるほど曲がっているということで受診する人は非常に少ないのです。

睾丸が小さすぎると、ＥＤでなく不妊になる

睾丸が小さいことで来院する人はいませんが、医師が診察をするときには、睾丸の大きさで男性ホルモンの高低を推測します。

なぜなら、睾丸が小さいと、精子をつくる働きが弱くなるからです。

日本人の精巣のサイズは15〜20㎖ほどで、うずらの卵よりも少し大きい程度です。

オーキドメーターによる測定方法

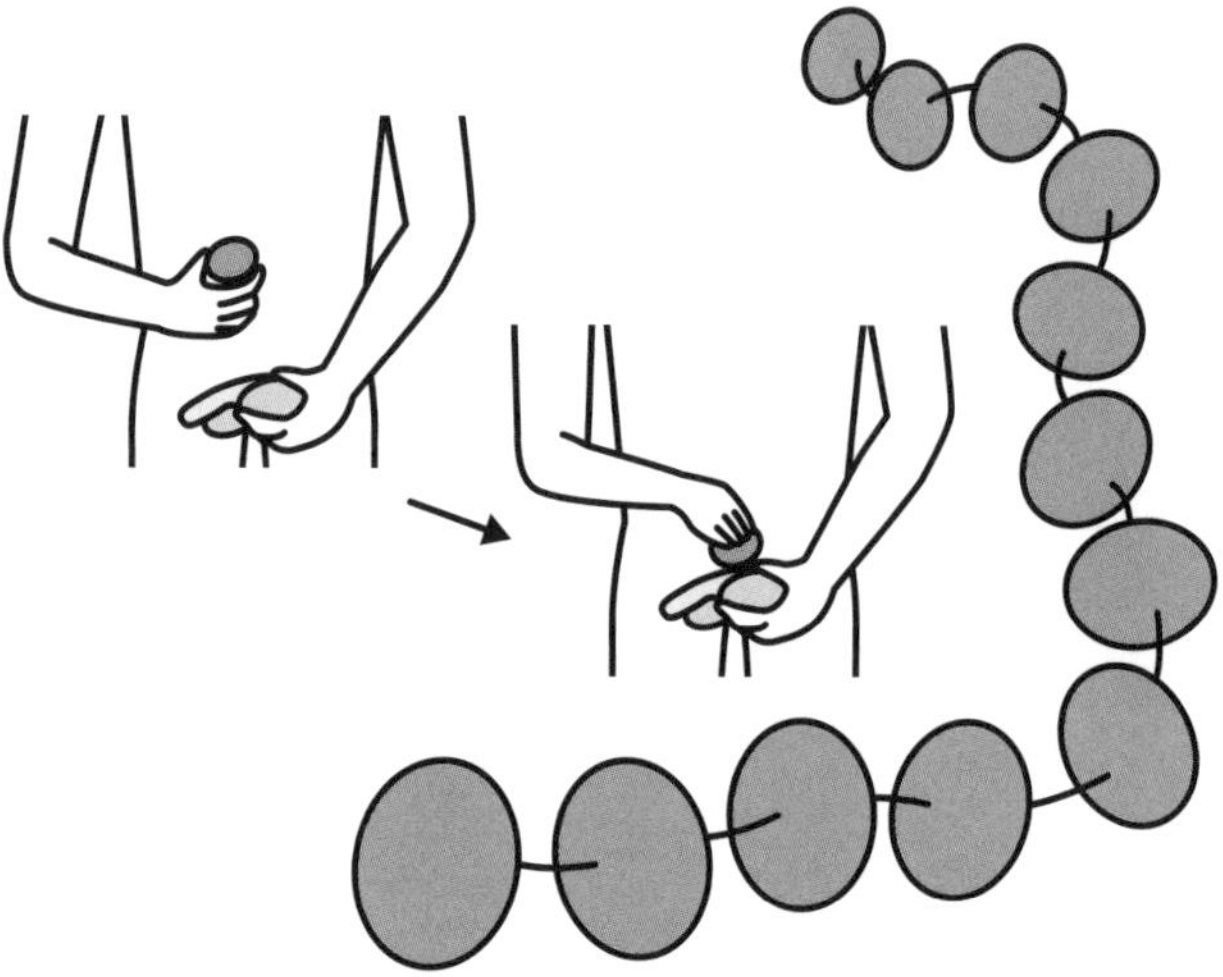

精巣の大きさを測るには、上のようなオーキドメーターを用いて精巣を比較し、サイズを決定します。

たとえば不妊症で来院する人にはかならず、陰茎だけでなく睾丸の大きさを計ります。そして、睾丸が小さめであれば、精子の数が少ないだろうと推察するのです。

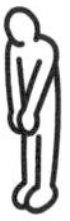

包茎は、重傷の場合EDになってしまう

包茎手術は自由診療になるため、安くて5万円から行えますが、ペニス増大手術などと組み合わせると、一気に１００万円近くになることもあるでしょう。

包茎と言っても、次のようにいくつかの種類があります。

1　仮性包茎

いつもは皮を被っていても、めくろうとすれば楽にむけるので、勃起すれば亀頭が露出します。皮が被っていることを気にして手術をする人はたくさんいるのですが、日本人男性の6〜7割は仮性包茎ですから、まったく気にすることはありませんし、むしろ病気でもありません。実際、セックスするときに問題は生じないのです。

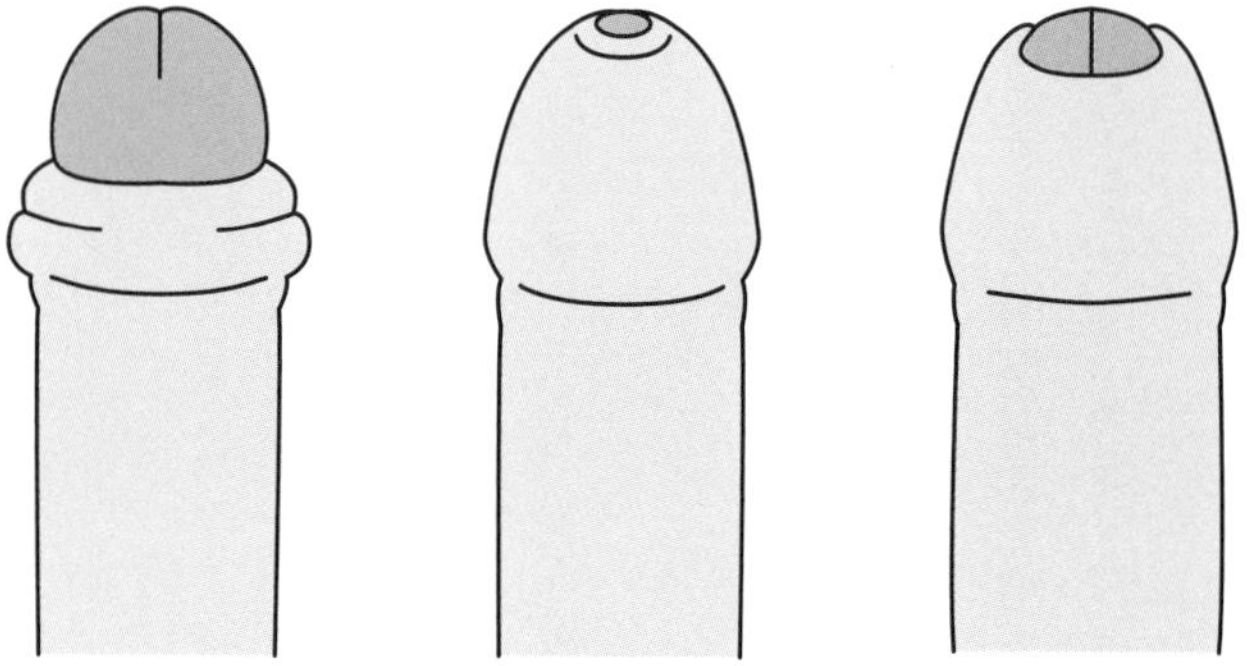

カントン包茎　　真性包茎　　仮性包茎

2　カントン包茎

先の細くなった包皮に柔軟性がなく、無理にめくって勃起したときに陰茎が締めつけられて、パンパンになってしまいます。

勃起したまま元に戻らなくなってしまい、あまりにも痛くて来院する人もいます。これは、指がパンパンにむくんで結婚指輪が外せなくなったようなものです。

ほとんどの場合は、局所麻酔をしてゼリーを塗れば元に戻りますが、それで戻らなければ、緊急手術をします。ただ、そのまま放置していてもカントン包茎は治りにくいので、やはり包茎手術は必要になるでしょう。

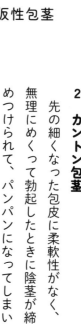

3 真性包茎

勃起しても皮が亀頭全部を覆っている状態で、そもそも皮が硬くなっていて自力ではむけません。その状態でセックスをしても、うまく挿入できず、挿入できたとしても感度が悪すぎて、なかなか射精できないでしょう。

そのため、途中で萎えて終わってしまうことが少なくないのです。

そのまま放置しても、痛みがあるわけではありませんが、セックスという観点からは不都合なことしかありません。

この場合も、やはり包茎手術をする必要があります。

2と3には物理的な問題があり、1の場合、物理的な問題はないものの、心因性のトラブルを抱え続ける人がいます。ですから、EDになる可能性があるのです。

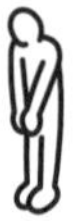

早漏の悩みはリラックスすれば解決できる

泌尿器科に来られる人のなかには、早漏に悩んでいる人も少なくありません。
早漏は、挿入して1~3分以内に射精してしまう状態です。

その原因は、主に次の3つに分類されます。

プレッシャーで早漏になる

いま、男性の約30%が早漏で、「心因性早漏」が一番多いと言われています。
これは、早く射精してしまった経験が精神的なトラウマになり、次のときにもすぐ射精してしまうのではないかというプレッシャーに押しつぶされ、早い射精を繰り返してしまうのです。

そもそも射精は、交感神経が優位になることで起こります。興奮が最高潮に達したとき、人は射精するものなのです。

勃起していないのに射精してしまうのも、早漏です。

ですから、交感神経を優位にしないように、リラックスした状態をつくりましょう。

この症状には、バイアグラなどのＥＤ治療薬を使うと効果的です。

日本ではまだ認可されていない「早漏治療薬」もあります。

それは、交感神経を抑え、興奮せずにリラックスした状態をつくることで、射精までの時間を延長させることができるという薬です。

海外ではおよそ40カ国で認可されています。

私のクリニックでは扱っていませんが、ＥＤ専門クリニックのなかには医師の個人輸入で販売しているところもあります。

保険はきかないので、使う場合は全額自己負担です。

敏感すぎて早漏になる

「過敏性早漏」は、10代によくある、いわゆる「ギンギンな状態」で、少しの刺激で射精してしまうことを指します。

若くて敏感なためにすぐ射精してしまう場合は、急に腰を振るのをやめる（寸止めする）など、少しずつ射精のコントロールを試みることで改善していきます。

男性ホルモンの低下で早漏になる

私のクリニックでは、来院時に男性ホルモンの低下が原因とみられる場合、男性ホルモンや男性更年期に関わる「男性更年期障害の問診票」に記入していただいて、診断の手順を組んでいきます。

男性版　更年期症状を自己チェック！

加齢男性症状調査表（AMS スコア）

症状		強	重	中	軽	無	点数
1 総合的に調子が思わしくない	身	5	4	3	2	1	
2 関節や筋肉の痛み	身	5	4	3	2	1	
3 ひどい発汗	身	5	4	3	2	1	
4 睡眠の悩み	身	5	4	3	2	1	
5 よく眠くなる、しばしば疲れを感じる	身	5	4	3	2	1	
6 いらいらする	心	5	4	3	2	1	
7 神経質になった	心	5	4	3	2	1	
8 不安感	心	5	4	3	2	1	
9 身体の疲労や行動力の減退	身	5	4	3	2	1	
10 筋力の低下	身	5	4	3	2	1	
11 憂うつな気分	心	5	4	3	2	1	
12「絶頂期は過ぎた」と感じる	性	5	4	3	2	1	
13 力尽きた、どん底にいると感じる	心	5	4	3	2	1	
14 ひげの伸びが遅くなった	性	5	4	3	2	1	
15 性的能力の衰え	性	5	4	3	2	1	
16 早朝勃起（朝立ち）の回数の減少	性	5	4	3	2	1	
17 性欲の低下	性	5	4	3	2	1	
						合計	

AMS スコアの評価基準

症状の程度	心理的要素	身体的要素	性機能要素	総合評価
なし	5点以下	8点以下	5点以下	17〜26点
軽度	6-8点	9-12点	6-7点	27〜36点
中等度	9-12点	13-16点	8-10点	37〜49点
重度	13点以上	19点以上	11点以上	50点以上

なんだかよくわからない体調不良が続くときは、
男性更年期外来（泌尿器科）へ

男性更年期障害の程度

17～26点＝なし
27～36点＝軽度
37～49点＝中等度
50点以上＝重度

と分類されます。

・なし　男性更年期障害ではありません。
・軽度の人は、気になるようなら男性ホルモン採血をしてください。
・中度の人は、泌尿器科を受診しましょう。
・重度の人は、泌尿器科を受診しなければ手遅れになる可能性があります。すぐに対策が必要です。

テストステロンが下がることによって、射精を司《つかさど》る筋肉が衰えて早漏になるのが「衰弱性早漏」です。

これは、男性ホルモンの低下によって早漏になっているので、１５９ページで紹介する骨盤底筋を鍛えるトレーニングやスクワット、肛門を締める運動を行うことで改善します。

早漏全般について言えることは、まずはリラックスした状態をつくること。

その後、ＥＤ治療薬などをサポートとして使うとよくなっていきますよ。

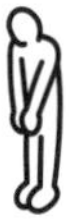

遅漏もリラックスすれば解決できる

遅漏は、医学的には「遅延射精」という言い方をしますが、「1時間挿入していても射精しないから遅漏だ」といった明確な定義はありません。
あくまでも行為を始めてから射精に至るまでの時間が、本人の意思に反して遅すぎる状態を言います。

遅漏は射精障害につながるので、不妊の原因にもなります。
セックスを何度しても射精できなければ、妊娠に至らないからです。

遅漏の原因は、主に次の4つに分類されます。

ストレスで遅漏になる

遅漏の原因としてもっとも大きいのは、ストレスです。

日常生活で疲れすぎていると、セックスしても射精できなくなります。

過度の飲酒も同じです。深酒で自律神経が乱れて、遅漏につながることもあります。

また、加齢によって神経が衰え、遅漏になっていくことも…。

高齢になるとオナニーしなくなる分、射精する機会が減ります。射精はリハビリでもあるので、自分で射精しなくなると、射精そのものができなくなってしまうことも多いのです。


前述したように、朝勃ちは眠りの浅いノンレム睡眠のときに起こります。勃起したりしなかったりを繰り返し、身体がリハビリをしているのです。

人間も動物なので、不測の事態でも子孫を残すための動物的な本能といえるでしょう。

このように、勃起は夜間のうちに身体がリハビリとして行っているのですが、射精は自分で出さないと身体が忘れてしまいます。
ですから、オナニーなどで身体に思い出させてあげる必要があるのです。

神経障害で遅漏になる

神経障害でも遅漏になることがあります。
下腹部の神経がダメージを受けるようなことがあると、遅漏になってしまうのです。

薬のせいで遅漏になる

パキシルなどの「ＳＳＲＩ」（選択的セロトニン再取り込み阻害薬。抗うつ作用があり、うつ病などの治療に用いられる）の副作用で、遅漏になってしまうことがあります。抗うつ薬などを飲んでいるために射精がうまくできない場合は、その薬を処方している心療内科の先生に相談したほうがいいでしょう。

遅漏を治すには、まずは原因を取り除くことが求められます。

ストレスによる遅漏であれば、そのストレスをしっかりとマネジメントすること。加齢は止められませんが、飲酒はコントロールできます。

薬のなかには、やめられるものもあるでしょう。

そのあたりは、精神科の先生との相談が必要です。


遅漏を治す薬はないのですが、TENGAさんなどで売っている「メンズトレーニングカップ」を使ってみる手はあります。

過去に「床オナ」のような激しいオナニーをしていたことが、遅漏の原因になっている場合もあるでしょう。

オナニーでないと満足できず、膣のなかでは出せなくなっているのかもしれません。ですから、現在の強めのオナニーから、だんだんと弱い力でも射精できるようにトレーニングするのです。

そういったリハビリを通して、改善していきましょう。

経験が少ないから遅漏になる

女性との経験が少なくて自信が持てず、ＥＤに悩んでいる人もいるでしょう。
やはり、場数を踏むことも大切です。
セックスは運動と同じで、日々経験を重ねていくしかありません。
パートナーがいないのであれば、お店に通って自信につなげる方法もあります。

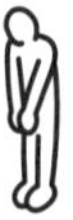

パートナーなのになぜ勃たないのはなぜ？

好きな人なのに勃たない…

パートナー以外の女性にだけ勃起するという、「妻だけED」という人もいます。
男性というのは、ある程度「本気」と「遊び」とを分けてセックスしていることがあるのです。

最近来院した患者さんは、「大好きな女性ができて、とても大事に思っています。でも、大事に思うほど勃たないんです…」と相談に訪れました。

大切にしたいからこそ、本番でうまくいかないのです。

興奮しても、交感神経が活発になりすぎることで、勃起しにくくなることがあります。

逆にパートナー以外とのドライな関係、つまりセックスフレンドとの行為のほうが、副交感神経が優位な、ゆったりとした状態になるので、勃起しやすい可能性があるのでしょう。

勃起は、交感神経と副交感神経のバランスから見れば、副交感神経が優位でリラックスしている状態のときに起こります。そのため、本命の人とセックスしたいと思うと、アドレナリンが全開になって、交感神経が優位な興奮状態に陥り、勃たなくなるのです。

二番手、三番手の人や風俗嬢とセックスするほうが、割り切ってのめり込めるので逆に勃つのでしょう。

パートナーや大切な関係の人とは、少し深呼吸をしてリラックスした状態をつくる、軽くお酒を飲んでみる、ほかのことを少し考えて冷静になってみる、といったことをしてみるのもいいかもしれませんね。

奥さんとのセックスで勃たない…

夫婦そろって子どもがほしいと願っているのに、EDで悩んでいる人もいます。

風俗店では勃起するのですが、妻とセックスをしようとすると勃たず、萎えてしまうのです。

これはなぜでしょうか？

「妊活」で、排卵日というタイミングに自分の勃起を合わせなければならないというプレッシャーがかかっていることが、原因として考えられます。

じつはＥＤの原因の６〜７割が、ストレスです。

やはり、「その日にかならずセックスしなければならない」ということになると、能動的ではなく受動的な気持ちになってしまいます。

そういう状況が災いして、指令を出す脳も、それを受けるペニスも、うまく機能しなくなってしまうのです。

奥さんに萎えてしまう男性のなかには、自分が子づくりのための道具にされているという感覚を持っている場合があるのかもしれません。

もしそう感じてしまったときに自分を奮い立たせるには、「風景を変えてみる」のもひとつの方法です。

同じ家にいて同じように過ごしていれば、同じ風景しか見られません。

たとえば2人で旅行に行って、おいしいご飯を食べに行ってホテルで一泊したときに試みるなど、シチュエーションをガラリと変えることで、気分も変わります。

「このままではいつもとまた同じことになりそうで、うまくいきそうにない…」と思ったときには、シチュエーションを変えるのがおすすめです。

このような気分の変化を夫婦で演出できれば、残念な状態は防げるのではないでしょうか。

もしかしたら、性の話が思うようにできていない夫婦は多いのかもしれませんね。

たとえば、男性が風俗に行ってしまうのも、奥さんとの行為のときにうまくいかなくて、失った自信を取り戻したり、確かめたりするためなのではないでしょうか。

風俗では、相手がプロなので、ほとんどの人が立派に勃起するようです。

こういったシチュエーションで、薬を使ってみるのもいいかもしれません。

薬を使うことでうまくいけば、さらに自信もつくでしょう。

薬を飲んでいることを知られたくないと思う人もいるでしょう。

その場合は、いざというときに飲むのではなく、保険として昼間や夕方のうちに、こっそりと飲んでおくのがおすすめです。

「バイアグラ」は空腹時に飲まないと効かないという制約がありますが、「シアリス」や「シアリス」のジェネリック（※）医薬品の「タダラフィル」であれば、24〜36時間という長い間効果が持続します。土日にセックスするのなら、土曜日のお昼頃に飲んでおけば、翌日の夜くらいまで効果が持続します。刺激があれば勃起するという状態を保てるのです。

「薬を使ったら負けだ」とは思わず、ぜひ上手に活用してみてください。

薬は大きな安心材料です。

「いざとなれば、これがある」と安心できれば、精神的な御守りになるでしょう。

※ジェネリックとは、厚生労働省の認可を得て製造販売される、新薬と同じ有効成分を含む医薬品です。

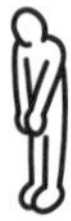

性欲の強さ弱さはＥＤには関係ない

性欲があっても勃たない人はいる

まず、性欲の強さ・弱さとＥＤは、そもそも別の話です。
性欲があっても勃たない人はたくさんいます。
とは言え、性欲が強くないということは、男性ホルモンが低い可能性があります。
ですから、まずクリニックで採血して、男性ホルモンを計ってみてはいかがでしょう。
性欲も男性ホルモンも低ければ、「男性機能障害」かもしれません。

採血検査で男性ホルモンが低かった場合は、注射で男性ホルモンを補充することができます。そもそも男性ホルモンが低い人は性欲もないので、セックスもオナニーもしません。
そうすると、朝勃ちもしないということになります。

私のクリニックで男性ホルモンを補充している人は、1カ月に50〜60人くらいいます。年代はさまざまですが、若い人なら30代後半です。

ただ、男性ホルモンを補充しすぎると睾丸が委縮してしまうので、不妊で悩んでいる人にはホルモン補充療法はしません。

男性ホルモンを外から入れてしまうと、自分で男性ホルモンをつくらなくてもいいのだと、身体が思ってしまうからです。

でも、子どもを持つ希望がない場合、30代後半でもホルモン補充療法をとっている患者さんはいます。

年代として多いのは、40代から50代で、調子が悪いことを実感する世代です。

60代になると、そこまでのニーズもなくなります。

「LOH症候群」（男性更年期障害）になって男性ホルモンが下がるのは、30代後半くらいから40代くらいの人に多く見られます。

経済的に安定せず不安ななかで生きている人が多く、勃起しない、セックスができない、だるい、筋力が低下している、そしてうつ傾向にもなりやすいでしょう。

各世代ごとに、悩みがあることがわかりますね。

性生活は健康長寿に不可欠なもの

セックスは運動

アメリカでは、高齢でもセックスをする人が多いようです。

セックスをしているということは、勃起しているということ。

いわゆるセックスと長生きとの関係は、論文でもいろいろ発表されています。

そのなかには、「セックスをきちんとしている高齢者は、死亡リスクが相対的に低く、長生きしやすい」という研究報告（Duke 1st Logitudinal Study of Aging）があります。

逆に、「セックスを放棄している男性は、死亡リスクが上昇する」という統計（スウェーデンからの報告）も…。

世界中の国々におけるセックスの回数と長生きに関する報告によれば、高齢だからとセックスを放棄することは、死亡リスクを上げてしまう可能性があるとされているのです。

セックスは、身体的には「運動」に分類されます。

そして、セックスの運動量は、時速5キロで20～30分のウォーキングと同じくらいあるとされています。

ですから、よくセックスする人は、よく運動をしている人と同じようなものだと言えるでしょう。高齢者にとっては、散歩に近い運動をきちんとすることは、心肺機能や筋力の維持にもつながります。加えて、性行為には段取りも必要になってくるので、認知症の予防にもなるのです。


「勃起には男性ホルモンが関係する」という研究報告（加齢男性性腺機能低下症候群 診療の手引きより）もあります。

やはり男性ホルモンが低いと、勃起しなくなったり、男性としての魅力が下がってしまったりするのです。

高齢になっても常に男性ホルモンの数値が高い状態を維持することによって、認知機能を維持する、あるいは筋力を維持する、そして前向きになることにつながっていきます。

つまり、男性的なモチベーションが高くなるのです。

男性ホルモンは、セックスや射精をすることで分泌量が増えていくので、定期的なセックスを続けるのは大切なことです。

60代、70代であれば、月1〜2回のセックスをすることが長生きの秘訣にもなるので、EDが原因でセックスしたくてもできない人は、改善を試みたほうがいいでしょう。

ただ、高齢の人が長生きしたいからといって、毎日のようにセックスをすると、持病が出てしまうことも…。心筋梗塞や狭心症などの持病がある人であれば、セックスすることによって、どうしても心拍数が上がってしまうので、頻度にはかなりの注意が必要です。

ですから、もちろん高齢者も含めて「全員セックスしてください」ということではありません。たとえば高血圧の人、透析が必要な腎臓の病気がある人などは、主治医に相談したほうがいいでしょう。

実際に泌尿器科には、このような相談をしてくる患者さんが、少なからずいます。ただ、高血圧で内科に通院している患者さんがオープンにそういった相談をするかというと、デリケートな話でもある分、聞きづらいかもしれません。

とくに日本人の場合は、なかなか自分から言う人は少ないでしょう。

たとえば、「マラソンなどの激しい運動は控えてください」と言われている患者さんの場合、体位によっては心拍数が上がってしまうことがあります。

こういった場合は、男性に負担がかからないような体位（女性上位の形やバックスタイルの形など）で行うほうが、カロリー消費も少なくてすむのでいいでしょう。

やはり、血圧が高い人や心筋梗塞の既往症がある人は、注意が必要なのです。

日々、多くの男性の性の悩みを聞くなかで、私は「男性を元気にするオンラインサロン」の開催を考えています。

そこでは、普段言えないような悩みを相談できる場にするつもりです。

ナイーブな話題をオープンに話せる場があるだけでも、気持ちが軽くなるのではないでしょうか。

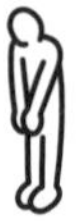

悩んでいるなら気軽に医者を訪ねよう

アメリカでは通院は当たり前

ＥＤ人口は、日本に１２００～１８００万人いると言われています。そのなかで医療機関に通っている人は90万人です。比率ではたったの５～７％にすぎません。

アメリカではその10倍の人がＥＤで通院しています。

日本人が病院に行かない理由は、

・恥ずかしい
・セックスに関心がない
・ＥＤでも日常生活には関係ない

という点が大きいのではないでしょうか。

死ぬまで現役でいようとすると「この人大丈夫かな？ その年齢でまだセックスしたいの？」と思われてしまう風潮も一因ではないかと思います。

また、「薬を使うと心臓に悪いのではないか」と思っている人も多いのかもしれません。でも、まずは試しに、一度使ってみるのもいいでしょう。

単なる性的な話と括ってしまわず、健康維持のために必要なことなのだということを知ってほしいのです。

現在はオンライン診療も

医師としてはＥＤ治療をもっと手軽に、美容院に通うぐらいの気持ちで利用していただけたらと思っています。

近年はオンライン診療も始まり、病院に行かなくても、スマホで処方してもらえるようになったので、「恥ずかしさ」というハードルは相当下がっているでしょう。

こういったツールも、うまく活用するのがおすすめです。

現在、初診からオンライン診療が可能となりました。日本全国どこのクリニックからでも処方が可能です。

副作用や服用している薬を確認して、普通の人であれば5分から10分でＥＤ治療薬を処方できます。

以前は、ＥＤ治療薬を処方するために心電図を撮ることもありましたが、現在はそういったことはまったくしていません。

持病がある場合は別ですが、ＥＤの診察で詳しく検査をすることはないでしょう。

第2章

性についての間違った思い込み

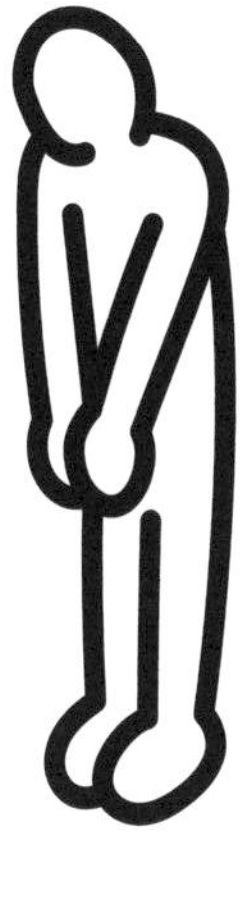

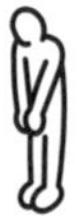

オナニーばかりしていると身体に悪い？

年配者でも週に1回はオナニーしたほうが健康にいい

「勃起しなくなると、精子はどうなるのだろう？」

と、気になりませんか？

勃起しないと射精しないので、精子がどんどん溜まっていくのではないかと不安になるかもしれません。

じつは、男性ホルモンの質を高く保つには、定期的に射精をする必要があります。

テストステロンは、週1回程度のオナニーによって、もっとも質が高くなるからです。

適切なオナニーの頻度は、ある調査によれば、20代であれば週に3回、30代は週に2回、40代は1・5回、50代になると1回といったデータがあります。

10代のときは、毎日のようにオナニーをすることもあると思います。

オナニーの適切な頻度をあらわす目安として、「9の法則」と言われているものがあるのをご存じでしょうか。

20代は、「2×9＝18」で、10日に8回射精する（1日に1回弱）
30代は、「3×9＝27」で、20日で7回射精する（3日に1回）
40代は、「4×9＝36」で、30日で6回射精する（5日に1回）

これくらいが適正であるとされています。

ですから、年配者でも、少なくとも週に1回はオナニーをしているほうがいいということになります。これは、メンズヘルス外来でもしている話です。

定期的に射精して、古い精子を排出したほうがいい

精子の質は、1週間以上溜めてしまうと、古くなって質が落ちたまま溜まっていきます。

精子の貯蔵量には限界があり、それ以上溜めると精子の運動率、つまり射精したときの

20代	10日に8回	年間292回
30代	20日に7回	年間128回
40代	30日に6回	年間73回
50代	40日に5回	年間46回
60代	50日に4回	年間29回
70代	60日に3回	年間18回

精子の動きが悪い「死滅精子」が増えてしまいます。
古い精子は新しい精子の邪魔をするので、精液全体の質が下がってしまうのです。

ですから、一定量しか溜められない精巣精嚢では、いつも新鮮な精液でいっぱいになるように、古い精子はオナニーなどで排出していく必要があります。

たとえば30代で妊活をしているのであれば、あまりセックスに乗り気でない人であっても、3日に1回はセックスやオナニーで射精することで、精子の質をある程度いい状態にしておくことが大切です。
元気な新しい精子が古い精子と混ざってしまわないように、適度に出すように心がけましょう。

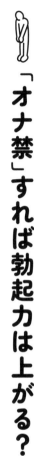

「オナ禁」すれば勃起力は上がる？

「オナ禁」で勃起力は上がらない

前項で、定期的に射精して古い精子を排出したほうがいいとお話ししました。

「オナニーを禁止すると、男性ホルモンであるテストステロンが上がる」と言われることもあるのですが、論文や文献を調べる限り、逆に溜めすぎることはよくないとされています（Fertil Steril 2017 Dec;108(6):988-992)。

1週間程度のオナ禁は問題ないのですが、それ以上の期間我慢をすると、身体に悪いのです。

テストステロンを増やす方法として、「オナ禁」というものがあると言われています。ただ、射精をしすぎてもよくないのですが、溜まりすぎるのも考えものです。

たしかにオナニーを我慢すると、７日間はテストステロンが高まっていくのですが、それ以上溜めると、逆にテストステロンの分泌量が下がるようなのです。

オナ禁によって精子が「増える」というよりは、精子が「溜まる」と表現したほうがいいでしょう。

精子は毎日、身体のなかでつくられているものなので、外に出されず精巣に溜まり続けていると、精子の質が落ちてしまいます。

おしっこを我慢しすぎると膀胱炎になってしまうように、ある程度はオナニーやセックスで適度に射精することによって、精子をきれいな状態のままキープすることが大切なのです。

それから、「オナ禁」をすることで勃起力がアップすることはありえません。

テストステロンを高めるために「オナ禁」をするとしても、1週間くらいまでにしたほうがいいでしょう。

仮に1週間の「オナ禁」でテストステロンが高まるとしても、あえて1週間以上溜めておく意味がないのです。

よく、オナニーをしすぎると身体に悪いという俗説を聞きますが、実際、そのようなことはまったくありません。

オナニーをしすぎるとハゲるということもありません。

オナニーのしすぎによって、女性で射精できないことがないように

「毎日オナニーをするのはよくない」と聞いたことがあるかもしれませんが、それは年齢にもよります。

一般には30代までであれば、テストステロンも高く、精子を生成する能力が高いので、毎日のようにオナニーやセックスをしても、いい精子が次々につくられていきます。

ですからまったく問題はありません。

ただし、40代以降になると、精子を生成する能力が下がり、男性ホルモンが低下してしまうので、５日から１週間に１回程度にしたほうがいいでしょう。

この年代の方には、オナニーをしすぎることはおすすめできません。

オナニーをしすぎることで起こりうる問題は、毎回手の刺激で射精することによって、女性の膣内では射精できないという「膣内射精障害」になってしまうかもしれないことです。

あるいは、オナニーに慣れすぎてしまうことで、本番のセックスに恐れを抱いてしまうこともあります。

実際に女性を前にして、射精できなくなってしまうということがないようにしてほしいのです。

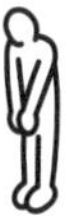

正しいオナニー、間違ったオナニーがある

過激なオナニーを繰り返すと心因性のEDになる

床や布団にペニスをこすりつける「床オナ」は、日本人特有のものでしょう。うつ伏せの姿勢でオナニーをするということは、自分の体重がペニスに圧力をかけているということです。

そうすると、刺激は過剰になりやすいのです。

日本人に「床オナ」をする人が多いのは、畳の文化があるからでしょう。床でゴロゴロした生活をしていると、何かのタイミングでペニスを畳にすりつけたときに快感を覚え、隠れてやっているうちに「床オナ」という形で常習化してしまうのかもしれません。

するとこんどは、「床オナ」の刺激が強すぎるため、女性との行為では快感が得られなくなったり、女性の膣の締めつけが「床オナ」よりも緩い分、勃起しなくなってしまったりすることがあります。

これが続くと、勃起しなくなったり、行為中に中折れして、「膣内射精障害」を引き起こす原因になるのです。


さらに、膣内射精障害でセックスができないと感じると、それがトラウマになり、「自分はもうオナニーで快感を覚えてしまったから、女性とは行為ができない」と思い込んで、「心因性のED」になってしまう可能性も…。


オナニーは誰にも知られず、秘密の空間でできるので、射精すれば気持ちがいいものです。人間というのは、快楽を得ると欲望がどんどんエスカレートすることがあります。

昔はこっそりとエロ本などを見ながら、親に隠れてオナニーをするのが普通でしたが、最近では誰もがスマホで性的な動画を手軽に見られるため、いつでもどこでも刺激を得られる環境に身を置いています。

そこで、性器に強い刺激を与えたり、間違ったオナニーを繰り返してしまう人も増えているのですが、そのままにしていると、あとで取り返しがつかなくなってしまうこともあるのです。

「床オナ」以外にも、誤ったオナニーの方法があります。

たとえば手でぐいぐい握りすぎてしまう人も少なくありません。

ひと昔前に、ふやかしたカップラーメンにペニスを入れる「カップ麺オナニー」が流行ったことがあるらしいのですが、これもどうかと思います。

ものすごい勢いでこする「超高速オナニー」も、やめたほうがいいでしょう。

超高速で腰を動かすことなどありえないからです。

足をピンとさせて射精する「足ピンオナニー」というものを、クセでやっている人もいるようです。足をピンとさせながらセックスすることはないので、これに慣れてしまうと、特定の体位でしか射精ができなくなってしまいます。

たとえば、正常位やバックなどの通常の体位でセックスできなくなる危険性があるので、注意が必要です。

仮性包茎の人が、余った皮だけを使ってする「皮オナニー」も誤っています。

仮性包茎の人がセックスするときは、皮をむいて行うはずですから、皮でこすることは通常のセックスでは起こりません。

亀頭に触れずに皮だけが触れている状態でオナニーしていると、女性に口でしてもらうだけで、すぐに射精してしまうことになります。

そうなると、性行為に至らなくなってしまいますよね。

ネットの雑情報も心因的なEDを招く

WEB上でのサプリなどに関する間違った広告には、注意してください。

昔は性的なことは、先輩に教えてもらうのが一般的でしたが、いまやインターネット上の動画で情報を得ることが多いのではないでしょうか。

そのようなサイトで「ペニスを大きくするサプリ」などの広告を見て、だまされ、誤ったものを購入することはよくある話です。

結局、どうして勃起して射精するのかという知識をはじめ、性教育を学ぶ機会がないまま育ってしまっているのも要因かもしれません。

どうすれば子どもができるのかということは、保健体育の授業で教わるのかもしれませんが、男性機能のメカニズムについて、真面目な教育体制ができているとは言えません。

結果として、勃たない、射精ができない、挿入できても射精できない、といったことを10代で経験すると、この世の終わりというくらいの心因的なダメージを負ってしまい、さらに勃起しなくなる、射精ができなくなる、といった悪循環に陥りかねないのです。

正しい知識を得ることで、このような「心因的なＥＤ」を、かなりの確率で防ぐことができます。

ＥＤを防ぐためにも、通常のセックスではありえない体勢でオナニーすることに慣れるのはやめましょう。

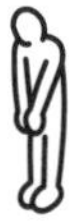

射精しないと快感は得られない？

射精がセックスのゴールではない

射精したあとすぐにタバコを吸う人がいるように、「射精＝セックスのゴール」だと思っている男性は多いのではないでしょうか。逆に、射精できないと、男性として不能だと思い込んでしまう人もいるでしょう。

女性はと言うと、射精できなかったり勃起しなかったりしても、相手と触れ合ったり抱き合ったり、キスしたりするだけで満足できることもあります。

先ほどもお話ししたように、日本ではまだまだスタンダードではありませんが、海外では、年配の人が射精に至らなくても、セックスすることで健康を維持しているという報告があります。

射精がないセックスのメリットを挙げるとすれば、リラックスした状態を維持できることです。

男性が射精にこだわるのは、快感が高まっていき、ドーパミンが出ることで絶頂につながるからです。そして射精直後にドーパミンが急降下して冷めるという流れになります。

射精には体力を使います。交感神経もかなり使います。

勃起は副交感神経が優位のとき、つまりリラックスした状態のときにするものですが、射精時は交感神経が優位になっています。

射精するということは、あえて副交感神経から交感神経にスライドし、最後に興奮した状態にならなければなりません。とくに50代や60代など高齢に近づいてくると、このタイミングで心拍数がぐんと上がります。

一方で、勃起だけであればリラックスした状態でいられるので、先述した「夜間勃起現象」つまり朝勃ちも、リラックスしている状態のときに起こります。

射精するには、ある程度の体力を必要とする分、セックス時には射精しないほうが、リラックスした状態を維持できるということです。

射精よりも触れ合うことが大切

射精するかどうかに関しては、女性も気にするケースがあります。
たとえば男性が果てないまま行為を終えたら、「自分に魅力が足りないから、できなかったのではないか」と悩み出し、セックスレスにつながってしまうという話を耳にすることも…。

実際にセックスレスの日本人は少なくありませんが、男性が「射精の呪縛」から解放されれば、いい方向に向かうのではないでしょうか。

相手と心を通じ合わせる時間、お互いの愛情を確かめる時間と空間がセックスであり、射精＝セックスではないのだと、「目的」を変えていけばいいのです。

女性から男性に対して「私はこれだけで十分にしあわせよ」「満足しているよ。愛しているわ」といった優しい声をかけることで、男性は「射精しなくても大丈夫なんだ」と安心することができます。こういったやりとりが、セックスレスを解消するきっかけになるのではないかと思うのです。

一方、なかなか射精できずにいる高齢の男性の場合は、パートナーの女性に対して、「男性ホルモンが下がってくることもあるから、昔みたいに射精しないこともあるけど、それでも満足しているんだよ、よかったよ」と伝えてあげるといいでしょう。

30代~40代の男性であれば、「たまに射精できないことは、珍しくないことみたいだよ」「睡眠不足やお酒の飲みすぎ、仕事が忙しいことが射精に関係しているみたいだよ」といった声を、相手にかけてあげてください。

射精ができないからセックスをしないのではなく、射精できなくても「触れ合い」を持つことが大切なのです。

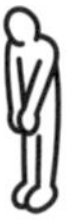

パソコンの使いすぎはEDになるのか

座りっぱなしは下半身の血流を滞らせる

電子機器とEDとの関係についても、お話ししていきましょう。

まずノートパソコンを膝の上に置くと、精巣を温めてしまいます。

電車のなかでノートパソコンを膝に置いてタイピングしている人がいますが、精子にはよくありません。


一般的な話として、パソコンを使いすぎたりリモートワークが増えたりすると、長時間座っていることになるので下半身の血流を悪くします。

そのような生活習慣は、男性ホルモンを下げる原因にもなるので、こまめに運動をはさむといいでしょう。

1時間に1回くらいは立ち上がって、スクワットをするのがおすすめです。

ずっと同じ姿勢でパソコンを打ち続けるのは避けるようにしてください。

コロナ禍になり、リモートワークが増えた人は多いのではないでしょうか。これは、ＥＤと無関係ではありません。

たとえば、座っている姿勢が長くなると、下半身の血流が滞り、ＥＤを招きやすくなります。また、下半身の筋肉が下がり、大腿四頭筋という一番太い筋肉が衰えると、テストステロンが減って、ＥＤにつながることも…。

30分でもいいので、長めに散歩をしたりスクワットをしたりして、下半身の筋肉を動かしましょう。それもできないのであれば、１時間ごとに立ち上がって机のまわりを１分くらい歩くなど、最低限の運動をすることです。

全身の血流が鈍くなると、ＥＤに限らず身体に悪影響を及ぼします。

運動する習慣を忘れないようにしましょう。

セックスグッズは身体に害がないか

液体だけは注意

セックスにも演出は大切です。

気分を高揚させ、性感を倍増させてくれるからです。

男性によっては、性欲や性的な好奇心が旺盛で、いろいろなグッズを使う人もいるでしょう。

感度がよくなるローションを使う人もいるようです。

女性が間違えてローションを口に含んだら、痺れるような快感を覚えた、という話を聞いたこともあります。

世の中には「大人のおもちゃ屋」がたくさんあって、いろいろなセックス用のグッズを販売しています。

バイブなどはまだいいのですが、高齢者がセックスをするとき、痛みを避けるために使用するローションや潤滑ゼリーについては、少し注意が必要です。

液体は、すべてが安全で問題ないとは言えないからです。

私たち医師が、手術などでペニスの尿管に管を入れるときに使う「グリセリン」を含んだ潤滑ゼリーや、治療でよく使っている「ワセリン」は問題ありません。

つまり、医療用として使われているものなら、体内に入っても問題ないのですが、先ほどお伝えした、口に含んだら痺れるようなものは、どのような成分が入っているのかわからないので、なんとも言えないところです。

特殊なもの、不自然な色が着いているのであれば、あまり使いすぎないほうが無難でしょう。

媚薬というものは本当にあるのか

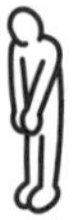

テストステロンは天然の媚薬

巷には、いわゆる「媚薬」のようなものがあると聞きますが、じつは「テストステロン」は天然の媚薬と言われています。

テストステロンの数値が高くて筋骨隆々な人は、女性から見てもセックスアピールを感じるでしょう。

じつは、女性も体内にテストステロンが分泌されていることをご存じでしょうか。テストステロンの数値が高い女性は、いわゆる「肉食系」と言われるタイプです。

ちなみに、人差し指よりも薬指のほうが長い人は、テストステロンが高いと言われています。男性ホルモンが高いのかどうかは、それでわかります。

なお、ＥＤ治療薬には催淫作用、つまり性欲を高める作用はありません。

「ヨヒンビン」という昔からある性機能治療薬も、同様です。

ホルモンの分泌量によって、モテるかどうかが変わる!?

女性ホルモンの数値が高い女性は男性にモテやすく、男性ホルモンの数値が高い男性は女性にモテやすくなります。

女性が恋をするときれいになるというのは、かならずしも迷信とは言いきれません。女性が恋をすると、「エストロゲン」が分泌されて明るい気持ちになり、魅力的になるところがあるからです。

一方、恋をしていなければホルモンバランスが崩れ、肌にハリがなくなってしまいます。男性はより男性らしく、女性はより女性らしくすれば、異性からセックスをしたいと思われやすくなるでしょう。

催淫剤を手に入れるのは難しいとしても、ホルモン量を高める意味はあります。

第3章
EDには原因と治し方がある

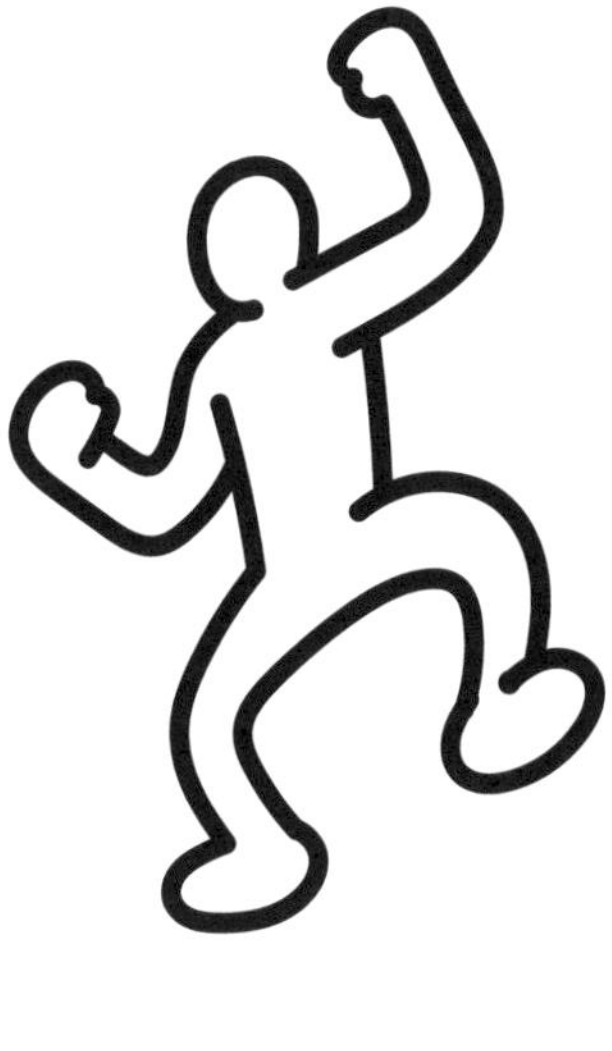

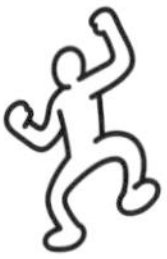

まずは自分のＥＤ度を確認してみよう

セルフチェック表

ＥＤのセルフチェックとして、「国際勃起機能スコア　ＩＩＥＦ—５」チェック表があります。

これは、ＥＤのスクリーニングや治療効果判定に使われるものです。

次ページのように、簡単な５つの設問に答えるだけですから、まず試してみてください。

このスコアで、ＥＤなのか、ＥＤならどれくらいの重症度なのかを判断できます。

判定

【５〜７点】重度ＥＤ

【８〜11点】中等度ＥＤ

【12〜16点】中等度〜軽度ＥＤ

【17〜21点】軽度ＥＤ

【22〜25点】正常

国際勃起機能スコア ＩＩＥＦ－５

勃起を維持する自信の程度はどれくらいありましたか？
□非常に低い【１点】
□低い【２点】
□普通【３点】
□高い【４点】
□非常に高い【５点】

性的刺激による勃起の場合、何回挿入可能な硬さになりましたか？
□性的刺激一度もなし【０点】
□まったくなしまたはほとんどなし【１点】
□たまに（半分よりかなり下回る回数）【２点】
□時々（半分くらい）【３点】
□おおかた毎回（半分よりかなり上回る回数）【４点】
□毎回またはほぼ毎回【５点】

性交中、挿入後何回勃起を維持できましたか？
□性交の試み一度もなし【０点】
□まったくなしまたはほとんどなし【１点】
□たまに（半分よりかなり下回る回数）【２点】
□時々（半分くらい）【３点】
□おおかた毎回（半分よりかなり上回る回数）【４点】
□毎回またはほぼ毎回【５点】

性交中に性交を終了するまで勃起を維持するのはどれくらい困難でしたか？
□性的刺激一度もなし【０点】
□ほとんど困難【１点】
□かなり困難【２点】
□困難【３点】
□やや困難【４点】
□困難でない【５点】

性交を試みたときに、何回満足できましたか？
□性交の試み一度もなし【０点】
□まったくなしまたはほとんどなし【１点】
□たまに（半分よりかなり下回る回数）【２点】
□時々（半分くらい）【３点】
□おおかた毎回（半分よりかなり上回る回数）【４点】
□毎回またはほぼ毎回【５点】

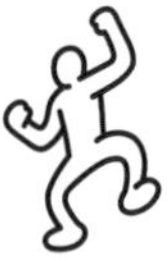

EDの原因とは？

EDになる原因は4つある

EDの原因は、大きく次の4つに分けられます。1、2、3については治し方についても触れていますが、4については第4章で詳しく解説します。

1 「心因性のED」はストレスが原因

心因性のEDは、過度なストレスや緊張、不安などによるものです。
夫婦間のトラブルによる「妻だけED」というものもあります。
うつ病によってEDになることもあります。
心因性のEDには内的な要因が非常に大きく、そこに糖尿病や高血圧などの病気が加わると、さらにＥＤの症状が強くなってくるのです。

年代では20～30代が多く、全体で見れば13％程度。

そのほかの原因が、87％となっています。


「心因性のＥＤ」は、血管を拡張すれば少しの刺激でも勃起するようになります。それが自信につながれば、改善に向かいます。

心因性のＥＤは病気ではなく、「勃起しないことが当たり前だ」という思い込みが原因になっていることが多いので、飲み薬を処方することで、比較的効果が出やすいでしょう。

2 「器質性のＥＤ」はほかの病気が原因かもしれない

器質性のＥＤは、動脈硬化の進行や神経・血管に問題があるために起こるもので、男性ホルモン、つまりテストステロンが低下します。

年代としては、40代以降に多く見られます。

実際に、重度の糖尿病を抱えた人がEDになって、治療薬を受け取りに訪れることはあります。性欲は強いものの身体が反応しないという人は、じつはたくさんいるのです。

軽度であれば、動脈硬化などがあったとしても、血管が拡張することで勃起できるようになりますが、重度の糖尿病やコントロールできないような高血圧の症状がある場合や重いうつ病の場合、飲み薬だけの治療では改善が難しいかもしれません。

そうなると、衝撃波療法など、ほかの治療を組み合わせていくことになります。

3 「混合性のED」は心因性と器質性のドッキング

「器質性のED」に精神的なストレスが加わると、心因性と器質性が合わさった「混合性のED」になります。

EDの原因は、心因性だけ、器質性だけというよりは、たとえば糖尿病や高血圧などにストレスが加わってEDになっていることもあり、どちらの要素も多少合わさって起こっているようです。

年代では、比較的高齢の人に多く見られます。

4 「薬剤性のＥＤ」は特定の薬を服用しているから

薬のなかには、ＥＤの原因となるものがあります。
これはあくまでも薬の話なので、年代的な特徴はありません。
詳細と治し方については、第4章で詳しく解説します。

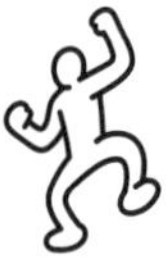

ＥＤの原因になりやすい病気

病気は５つある

１　糖尿病患者の８割がＥＤになる

ＥＤの原因になりやすい病気に、「糖尿病」があります。

糖尿病は、血液中の糖分量が過剰になってしまう病気です。

じつは、糖尿病の人の約８割がＥＤになっているというデータがあります。

糖尿病の合併症のひとつに、「神経障害」というものがあります。

勃起は、脳で感じた刺激が陰茎に伝わって起こるものなのですが、糖尿病になるとその回路が弱くなってしまい、脳の興奮が陰茎にうまく伝わらなくなります。

そのために、「神経性のＥＤ」になりやすくなるというわけです。

さらに、糖尿病は「動脈硬化」や「高血圧」にもつながります。糖尿病で全身の動脈硬化が進むと、全身の血流が悪くなり、「血管性のＥＤ」になりやすいのです。糖尿病の人は末梢の血流が悪くなるために冷えやすいのですが、陰茎も末梢に血管がある分、血流が悪くなってＥＤになる可能性が出てくるのです。

糖尿病にはなかなか自覚症状がないため、ＥＤになって、糖尿病が発覚するというケースもあります。

私のクリニックでも、ＥＤで来院する患者さんには、糖尿病を患っている人が多くいます。糖尿病患者の8割がＥＤだというデータも、あながち間違いではないのです。

ですから、糖尿病によるＥＤを悪化させないためにも、まずは糖尿病の治療に取りかからなければいけません。

目安として、健康診断表の項目にあるヘモグロビンＡ１ｃ（hba1c）値を7未満に維持する必要があります。

血糖値の高い状態が続くと、神経や血管にダメージを与え、「神経障害によるＥＤ」、つまり「血流障害によるED」が起こりやすくなります。

だからこそ、糖尿病をしっかり管理することが大切なのです。

2　高血圧患者は、血管が詰まってEDになる

糖尿病と並んで、「高血圧」もEDの原因となる疾患のひとつです。

高血圧を患っている人は、40代～50代くらいから増えていきます。

高血圧の人は、血液による血管への圧が高い状態に陥っています。

つまり、全身の血管にずっと圧がかかっているのです。血管に負荷がかかるほど、破裂しないように血管がどんどん硬くなり、それが動脈硬化につながって、血管が詰まる原因となります。

このように、高血圧はEDにつながるので、血圧を下げる治療をしなければなりません。

３　心臓病患者は、陰茎動脈が詰まってＥＤになる

「心筋梗塞」や「狭心症」などの「心臓病」に罹患していると、動脈硬化が進んでＥＤになりやすいでしょう。これは、逆もまた真なりと言えます。

まず、冠動脈は3～4ミリほどの太さであるのに対して、陰茎にある動脈は1～2ミリくらいしかありません。陰茎動脈は非常に細いので、動脈硬化の影響を真っ先に受けてしまいます。ですから、ＥＤを放置しておくと、将来的に冠動脈のほうが詰まり、心筋梗塞になってしまう可能性があるのです。

ＥＤの症状が出たら、ほかの動脈も硬くなっているのかもしれません。人間ドックなどで、心臓をチェックすべきです。

４　腎臓病患者も、動脈が硬化してＥＤになる

腎臓が悪い人も、ＥＤに注意が必要です。

糖尿病が原因でなりやすい「慢性腎臓病」「糸球体腎炎」「間質性腎炎」など、腎臓の機能が悪い人は、悪化すると人工透析が必要となり、生涯それが続くことになります。

腎臓の役割は、血液をろ過してきれいにすることです。腎機能が悪くなっているということは、血液をろ過してきれいにすることができないので、正常な血液が血管を流れず、血管の壁を傷つけてしまうことになります。それが動脈硬化につながってしまうのです。

ですから、腎臓が悪い人もＥＤになりやすく、とくに人工透析の患者さんは、ＥＤ率がとても高い傾向があります。

透析をしている人は身体をコントロールするために、降圧剤や抗うつ剤などの薬をたくさん飲んでいるので、薬剤性のＥＤを引き起こす可能性もあるでしょう。

薬剤性のＥＤについては、第４章で詳しくお話しします。

5　肥満になると、テストステロンを下げてしまう

肥満の人、とくに「内臓肥満」の人はＥＤになりやすいことをご存じでしょうか。

そもそも肥満は、身体が炎症を起こしている状態です。

つまり、内臓肥満というのは、内皮細胞という部分が、炎症のような障害を起こしているということです。

実際、極度の肥満の人の血液は、身体の内部が炎症を起こしているときに上昇するＣＲＰ（Ｃ反応蛋白）が高い状態が続きます。肥満体になると、身体に対してずっと負荷をかけていることになるのです。

さらに、肥満はテストステロンレベルを下げてしまうので、性機能が低下する原因にもなります。

「クラインフェルター症候群」って何？

最近はYouTubeやブログを見て、私のクリニックに来院する人も増えました。なかには10代の人もいて、話を聞いてみると、まったく勃起をしないうえ、性欲もわかないと言うのです。

世の中には、中性的で女性っぽさのある男性がいます。クラインフェルター症候群は、男性に見られる先天異常なのですが、6割から7割くらいは診断されていないという報告があります。

その特徴として、背が高くて手足が長く、思春期になっても精巣が小さいままで、ヒゲや陰毛が少なく、女性っぽい印象を受けるといったものがあると言われます。

もちろん、寿命に関しては、一般的な男性と変わりません。

クラインフェルター症候群の人は、過剰なX染色体を持っています。

大半の男性の性染色体は「XY」であり、女性は「XX」なのですが、クラインフェルター症候群の人たちは染色体が「XXY」と「XXXY」など、余分なX染色体を持っているときに発生します。

来院した10代、20代の人のなかには、クラインフェルター症候群ではないかと思える人が何人かいました。

これはDNAを調べてみないとわからないのですが、調べていない人のほうが圧倒的に多いでしょう。

私のクリニックでも、実際に解析して該当した人もいました。

クラインフェルター症候群の人は、血中のテストステロンの量が非常に少なく、女性的な遺伝子が多いために、男性ホルモンの数値が極端に低くなりがちです。

そこで、思春期の頃からホルモン注射をして男性ホルモンを増やし、男性っぽくなるようにします。

また睾丸が小さい分、精子の数が少なく不妊になりやすいので、子どもを授かる可能性が低いわけですが、不妊治療をすれば子どもを授かる確率が高くなります。

なお、クラインフェルター症候群の人は、男性が好きなわけではありません。

第4章

EDの治療薬&治療法を教えます

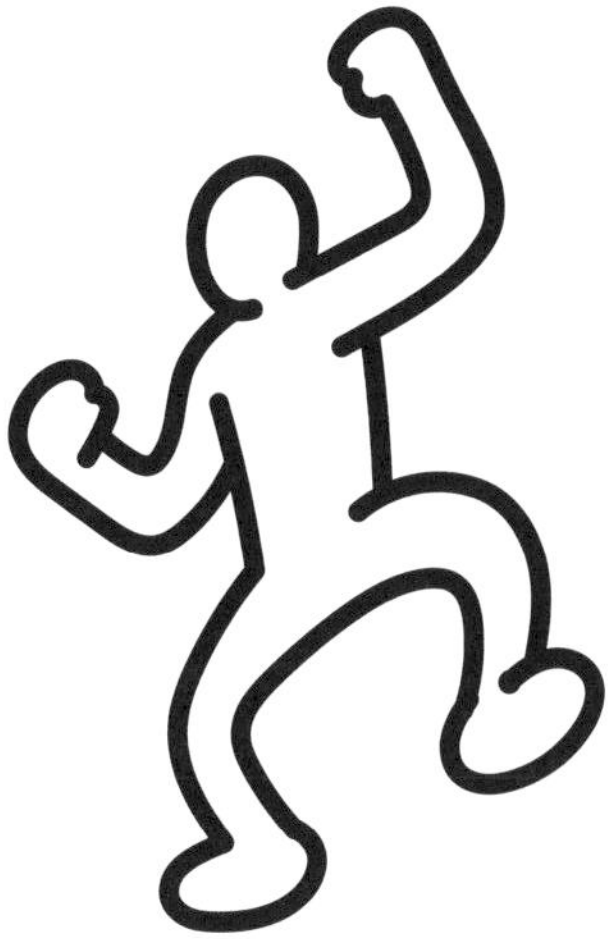

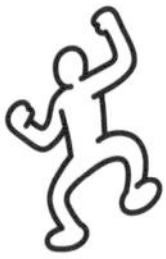

そのＥＤ治療薬の認識は間違っています

ＥＤ治療薬には害はない

昔は、ＥＤ治療薬を服用して救急車で運ばれた芸人さんのニュースなどもあったので、薬に対してあまりよいイメージを持っていない人が多いのかもしれません。

実際にイメージ調査をすると、ＥＤ治療薬は心臓に悪いのではないかと回答する人は50〜60％いるようです。

でも、そこには大きな誤解があります。

多くの人は、ＥＤ治療薬を使ったときに、とても興奮し、行為が激しくなって心臓に負担がかかるというイメージを持っているのでしょう。

しかしＥＤ治療薬は、基本的には血管を拡張させる薬です。

血圧降下剤としてつくられているので、一生服用しても問題ないのです。「ＥＤ治療薬を飲むと心臓が止まる」「とても心臓に負担がかかる」などと噂されていますが、ＥＤ治療薬は、もともと狭心症の薬として開発されたものであり、血管を拡張させる効果があります。

ＥＤ治療薬が直接心臓に負担をかけることは、まったくありません。

興奮のしすぎは要注意

心臓に悪影響があるとすれば、ＥＤ治療薬そのものの問題ではありません。

普段勃起しないのに、ＥＤ治療薬を使えばセックスができるとなれば、やはりいつも以上に気分が高揚するものです。

いままで勃たなかったものが勃つわけですから、興奮しすぎて心臓に負担をかけてしまうというケースは多いでしょう。

年配の人が若い女性とそのようなことになったら、興奮してしまうはずです。

ですから、ＥＤ治療薬のせいというより、精神面の理由から心臓に悪影響を及ぼすことはあります。

興奮のしすぎには要注意です。

ニトロ常用者にED治療薬は使わない

唯一問題になるのは硝酸剤、いわゆるニトログリセリンなどの薬を使っているケースです。

よく、ニトロダームテープというものを貼っていたり、狭心症で胸が苦しくなったときに噛めるようにニトロを携行している人が、ED治療薬を併用するのはおすすめできません。どちらにも血管拡張作用があるために、必要以上に血圧が下がってしまうからです。

ニトロのテープを貼っている人は少ないのですが、発作で胸が苦しいときのためにニトロを携行している人は意外と多いものです。

ですから、そのような患者さんには、ED治療薬を処方しないようにしています。

血圧が下がりすぎて、最悪の場合は亡くなってしまうこともあるので、病院で診察を受けて、しっかり確認したほうがいいでしょう。

ＥＤ治療薬とお酒を一緒に飲むと効かない

「ＥＤ治療薬とお酒を一緒に飲んでもいいのか」という質問を受けることがあります。

絶対にお酒と一緒に飲んではいけないわけではありませんが、お酒を大量に飲みすぎると、勃起力が弱くなります。

ＥＤ治療薬を服用すると血管が拡張されるので、副作用として顔がほてる、頭痛がする、といった症状が出ることがあります。

お酒を飲むと顔が赤くなるのも、血流がよくなっているということです。

ＥＤ治療薬を服用すれば血流がよくなり、お酒を飲むことでさらに血流がよくなるので、お酒が身体に回りやすくなります。つまり、ＥＤ治療薬を服用して大量にお酒を飲むと、ＥＤの薬を飲んでいるのに効かないということも…。

ただし、適量の飲酒であれば問題はないでしょう。

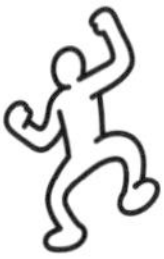

ＥＤ治療薬にはそれぞれ特徴がある

日本で認可されているＥＤ治療薬は、「バイアグラ」「レビトラ」「シアリス」の３つがあり、それぞれにジェネリック医薬品があります。そのなかでも「バイアグラ」は食事の影響を受けやすいので、いまは「レビトラ」や「シアリス」を使うことのほうが少し多くなっています。

「バイアグラ」は認知症予防にもなる

「バイアグラ」は、研究結果から、認知症予防に効果があるとされている薬です。含まれている成分によって、血管を拡張させる効果があるので、血流をよくする働きをしてくれます。

たとえば、いびきをかいていると血流が少なくなり、酸素量が減って脳がダメージを受けます。それがアルツハイマー病の発症に関係していると言われているのです。

アルツハイマー病だけでなく、血管性の認知症も、酸素が足りないために脳の血管損傷を起こすことによって発症します。

あくまでも研究段階なのではっきりとは言えませんが、「バイアグラ」には狭心症で狭くなった血管を拡張させる作用があることを考えると、脳の血流をよくする形で作用すれば、認知症に効果をもたらす可能性もあるのです。

「バイアグラ」は危ないというイメージもあるようですが、認知症予防にも効果があるのであれば、偏見もなくなってくるかもしれませんね。

「レビトラ」は即効性が売り

「レビトラ」は「バイアグラ」よりお酒の影響を受けにくく、即効性もあります。「バイアグラ」であれば、行為の１時間から２時間くらい前に服用したほうがいいのですが、「レ

「ビトラ」は早ければ15分から30分くらいで効いてきます。

それだけ早く効くということは、セックスの直前に飲んでも問題ないので、使いやすいでしょう。

ただし、現在日本では販売中止になっています。

「シアリス」は性的興奮が36時間続く

「シアリス」はお酒の影響をもっとも受けにくく、効果が長時間持続します。

性的興奮が最大で36時間持続するので、食事の前などに服用しておくことで、セックスのときに慌てる必要がなくなります。


「シアリス」は、前立腺肥大症の薬として売られている「ザルティア」と同じもので、タダラフィルという有効成分の含有量が異なるだけです。

「シアリス」は、タダラフィル10ミリグラムと20ミリグラムのもの、「ザルティア」は、2・5ミリグラムと5ミリグラムのものが販売されています。

ですから、5ミリグラムの「ザルティア」を2錠飲めば、10ミリグラムの「シアリス」を摂取しているのと同じ状態に。

「シアリス」はEDの治療薬なので公的保険の対象になりません。

ですから、購入者は全額自己負担で買っています。

「ザルティア」はジェネリックも出ており、保険の対象にもなるので、高齢の人であれば、1割負担で購入できる場合もあります。

まったく値段が違ってくるので、公的保険を悪用して「ザルティア」を安値でたくさん購入し、「シアリス」の代わりにしようと思う人もいるかもしれません。

ところが、「ザルティア」を処方できる手順は、厳密に決められています。

ED治療薬は、医師が簡単な問診をすれば処方できますが、「ザルティア」は前立腺肥大の検査をしっかり実施したうえで処方しなければいけないという規定があるのです。

超音波による検査も必要になるので、超音波検査ができないような小規模クリニックでは処方できません。きちんと検査をして前立腺肥大症と診断された人だけが使える薬であるということです。

EDの超音波治療が自宅でできる!?

2022年12月から、自宅でEDを治療できるEDケア商品が販売されました。

EDの原因のひとつに、動脈硬化など血管内皮機能に障害が生じることで、勃起に関連する血管が拡張しづらくなる、というものがあります。

今回発売された自宅EDケア商品は、超音波刺激で血管内皮障害にアプローチすることで「ヘムオキシナーゼ1」を活性化させ、EDにアプローチができるものです。

週2回10分くらいの簡単な自宅ケアで、痛みなく使用ができると注目されています。

現在は、さまざまな治療法が増えていますので、ぜひ、ご自身に合ったものを見つけていきましょう。

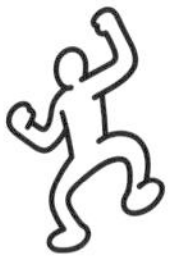

「薬剤性のＥＤ」はどう治すのか

ＥＤの原因には、「心因性」のものと「器質性」、その両方が合わさった「混合性」、さらに薬を原因とする「薬剤性」があるという話を94ページでお伝えしました。

「薬剤性のＥＤ」とは、薬の副作用が原因で起こるものです。

たとえば、抗うつ剤、男性型脱毛症の薬、血圧の薬が該当します。

順に解説しましょう。

抗うつ剤によるＥＤを治すには

若い人でも、精神安定剤や抗うつ剤、睡眠薬などの副作用で性機能障害が起きることがあります。

抗うつ剤としてもっとも有名な薬に、「三環系抗うつ薬」のひとつである「パキシル」があります。うつ病になると、セロトニンという物質が不足して意欲がなくなります。

ですから、セロトニンを増やすために抗うつ剤を使用するのです。

ところが、体内のセロトニンの濃度を高めることで、勃起する感覚は下がってしまいます。感覚が鈍るために、射精しにくくなるのです。

向精神薬を飲んでいる人は、精神科や心療内科の先生から、下半身への影響について何も言われずに薬を処方されることが多いようです。しかも、抗うつ剤を飲んでいる人は、そのことを知られたくないので、秘めてしまいがちです。


薬の副作用がＥＤの原因である可能性もあるので、クリニックでの問診時は、飲んでいる薬を確認するようにします。

ただ、本人は、精神疾患に関係する薬を飲んでいるとはなかなか口にしづらいものです。睡眠薬くらいなら言えても、抗うつ剤のことには触れたくないのです。

ですから、精神疾患の薬については、こちらもやんわりと聞くようにしています。

抗うつ剤によるＥＤへの対処法は、やはりＥＤ治療薬を使うことです。

抗うつ剤を服用していても、基本的にはＥＤ治療薬は有効です。

併用しても大丈夫なのか気にする人もいますが、問題ありません。

もちろん、抗うつ剤を減らすに越したことはありませんが、これについては精神科の医師でなければ判断できません。

抗うつ剤を使用している人は、むしろED治療薬に頼ったほうがいいでしょう。

男性型脱毛症の薬によるEDを治すには

テストステロンは、ある酵素と結合することで、男性ホルモンの一種であるジヒドロテストステロンに変わります。

これが増えると、毛が抜けてしまうのです。

男性型脱毛症の薬には、テストステロンをジヒドロテストステロンに変換する酵素を抑制する作用があり、それによって毛が抜けづらくなります。

つまり、男性型脱毛症の薬は、発毛と脱毛のバランスをとる役割をするのです。

発毛よりも脱毛のほうが多ければ禿げていきますが、脱毛するサイクルを減らすことによって、結果的に毛が増えていくでしょう。

「テストステロンが高い人は、禿げやすい」と言われがちです。

これは半分正解であり、半分間違いでもあります。

もしこれが絶対に正解であれば、テストステロンの数値がもっとも高い20歳のときに、大半の男性の毛が抜けてしまうことになりますよね。

厳密に言えば、テストステロンからジヒドロテストステロンへ変換されていくために、薄毛になっていくのです。

テストステロンが変換される要因は、加齢や食生活の乱れによると言われています。脂っこいものをたくさん食べたり、肥満になることが関係します。

ですから、テストステロンが多いことが、禿げる直接の原因になるわけではありません。

一方で、テストステロンの数値が相対的に高い人は、ジヒドロテストステロンも比例して多くなります。

ですから、「テストステロンが高い人は禿げやすい」というのは、半分だけ正解なのです。

ここでのポイントは、悪玉であるジヒドロテストステロンが上がらないようにすることです。

男性型脱毛症の薬によって、4~5%の人がEDになる可能性があります。

薄毛の治療をしている20代から30代の人が薬を飲むことで、勃起しなくなったケースも……。

心当たりのある場合、まずは服用をやめたほうがいいでしょう。

ちなみに、リアップなどのミノキシジルという成分の外用薬は、EDとは関係ありません。

なお、男性型脱毛症の薬とED治療薬を併用しても、問題はありません。

どちらの薬も、服用する男性の年齢層が重なっているので、同じクリニックで一緒に販売していることが多いはずです。男性型脱毛症の薬も、勃起の薬もほしいという男性がたくさんいるということですね。

血圧の薬によるＥＤを治すには

血圧の薬の一部も、ＥＤと関係があります。

血圧の薬である「カルシウム拮抗薬」の一部が、勃起しにくくさせるというデータがあります。

降圧剤のなかにはＥＤに関与するものもあるので、該当する場合には、薬を変更してみましょう。降圧剤によってＥＤの症状が出た人でも、ＥＤ治療薬を併用することは可能です。

糖尿病の薬によるＥＤを治すには

糖尿病とＥＤとの関係については98ページでもお話ししましたが、糖尿病の薬自体はＥＤとは関係ありません。

糖尿病患者がＥＤになったときにも、ＥＤ治療薬が有効な場合もありますが、その末期症状で起こる神経障害を原因とするEDだとすると、効果がないこともあります。

勃起というのは、脳で感じた刺激が陰茎に伝わって起こります。

糖尿病によってその神経回路に障害を受ければ、神経の伝達が悪くなり、性的興奮があっても勃起につながらないのです。

やはり、糖尿病の人はまず糖尿病をしっかりとコントロールすることが不可欠です。

ヘモグロビンａ1ｃという値を、7以下に抑えましょう。

血糖値が高い状態が続けば続くほど、神経や血管にダメージを受けてEDが進行してしまいます。

もちろん、ED治療薬を使うことで改善する可能性もあるので、使用するのはいいのですが、大前提として糖尿病をしっかりコントロールすることが大切です。

精力剤はどこまで効くのか

薬の話になったので、精力剤についても説明しておきます。

精力剤を専門に扱っている薬局で売っている「赤まむし」「オットセイエキス」「すっぽん」「朝鮮人参」などの精力剤は、勃起を直接的に改善できるとは言い難いでしょう。

ＥＤ治療薬のほうが有効です。

精力剤は、即効性を求めて一時的に飲むよりも、定期的に飲んだほうが結果を得られるのかもしれません。

ただ、医薬品ではなく食品のひとつですから、医薬品とは認められていないと知っておいてくださいね。

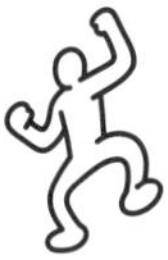

ネット販売だけの薬には非正規品が多い

ネット上には偽造品も出回っている

いまは、インターネットでもＥＤ治療薬を購入することができます。

ところが、国内で販売されている3つのＥＤ治療薬の製造元である3社（ファイザー、バイエルン、日本新薬）が２０１６年にインターネットでの購入における偽造薬の割合を調査したところ、約４割が偽造品であるとの結果が出ました。

たとえば、青色で有名なバイアグラがありますが、偽造品を舐めたら舌が青くなってしまう例もあったそうです。本物に似せて着色していたのです。

偽造品には、ＥＤに有効な成分が入っていなかったり、不純物が混入していたりして、健康に害を及ぼすものもあります。

シンガポールでは、偽造品による死亡例も報告されています。

興奮させるために、本物とは違う成分が入っていたのです。

海外でつくられた医薬品を個人的に輸入しようとインターネットで購入する人もいますが、裏では反社会的勢力の資金源になっていることも…。

医薬品を個人輸入することもあると思いますが、偽造品の可能性があるので、十分に注意してください。

日本で処方された薬で副作用が出たのであれば、「副作用救済制度」(https://www.pmda.go.jp/kenkouhigai_camp/) というものを受けられます。

たとえば、ある薬を服用して下半身麻痺が起きた、脳梗塞になったということであれば、訴えることで補償を受けられる可能性があります。

国内の医療機関で正規品を購入すれば問題ないのですが、インターネットで海外から購入して、よくわからない薬を服用した場合には、副作用が出ても救済処置は受けられません。

結果として、取り返しがつかなくなることも…。

安いからという安易な考えで購入し、一生を棒に振ってしまうこともあるので、気をつけましょう。

ＥＤの治療薬を購入することは人には言いづらく、独断で利用してしまうのかもしれません。

でも、体内に入るものですから、とくに薬に関しては慎重になる必要があります。製造管理がしっかりした会社のものであることを確認したうえで、購入するべきです。

ジェネリック医薬品でも効き目は同じ

ジェネリック医薬品のＥＤ治療薬は、国内で認証されたものであれば安全です。

ちなみにバイアグラの場合、正規品は値段が高いため、私のクリニックではジェネリックしか販売していません。ほかの薬も、２０２０年にジェネリックが出たので、そちらをメインで扱っています。

ジェネリックは偽物だと思っている人がたまにいますが、決してそんなことはありません。たとえば、血圧の薬などのジェネリックが当たり前になっているように、ＥＤ治療薬も、特許の期限が過ぎればジェネリックが出てきます。それらの薬であれば、値段も安く、国内で認証されているので、まったく問題ないでしょう。

アルゼンチンなどの海外でつくられた、逆輸入のジェネリック医薬品を販売しているクリニックもあります。これらは日本の正規品より安価ですが、厚生労働省が認可したものではないので、副作用があっても救済制度は適用されません。

偽物ではない可能性は高いのですが、私はなるべく国内で認証されたものを使ったほうがいいと思っているので、積極的におすすめしていません。

ここまでの話を整理しておきましょう。

薬は4つに分けられます。

1 ジェネリックではない正規品（日本では2種類あり）

2 国内で認可されたジェネリック医薬品（3種類あり）

3 海外でつくられたジェネリックを国内で販売している医薬品

クリニックによって、国内産のものしか使っていないところもあれば、海外のものまで扱っているところもあるようです。レストランにたとえると、「うちは和牛しか使っていません」「うちはアメリカの牛肉も使っています」というイメージですね。

4　偽物と言われる粗悪品

これは、海外でつくられたものを、クリニックなどを通さずに個人的に輸入して販売しているケースです。これに関しては、法的な問題もあるかもしれません。

なお、海外のものをクリニックで処方することは、表立って認められているわけではありません。

インターネット上での医薬品の販売は、ほとんどが違法サイトによるものです。

違法なインターネットの通販サイトがなぜ潰れないのかというと、薬剤の通販サイトは海外にあるために、日本の法律が及ばないからです。

クリックした段階で海外のサイトに飛んでしまうので、日本の警察が取り締まることはできません。

そのような制度上の盲点を利用して、海外に会社をつくって販売しているため、安易に使用しないよう、注意してください。

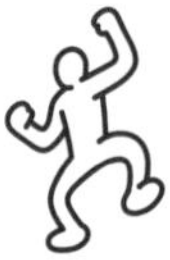

輸入治療薬には危ないものが多い

輸入物の半分は偽物で危険

海外のＥＤ治療は、基本的には日本と同じです。

ＥＤ治療薬はもともと海外のものが多く、「ＥＤ１０００」という衝撃波治療もアメリカから来たものです。

ＥＤ治療薬の販売量も海外製のほうが、日本よりはるかに多いでしょう。

海外、とくにアメリカでは、死ぬまでセックスするのが当たり前という文化があります。

さらに、ＥＤ治療薬＝安全というイメージが浸透しており、韓国の人が当たり前のように整形をするのと同じで、ＥＤ治療薬の使用者が日本よりはるかに多くいます。

経口の「ＥＤ治療薬」「衝撃波」「注射」という３つが柱であるのも、日本と同じです。

なお、バイアグラは、日本では25ミリグラムと50ミリグラムのものしかありませんが、海外製は１００ミリグラムのものもあります。

外国人は日本人よりも身体が大きいので、そのような違いがあるのかもしれません。海外製のED治療薬を個人輸入で購入しようとすると、100ミリグラムのものが当たり前のように送られてきます。

でも、基本的には国内の正規品を使うことをおすすめします。

前項でもお話ししましたが、海外から輸入されるものは、40〜50パーセントは偽物であると言われているからです。

安全な薬を服用するには、日本のクリニックで処方されているものにしましょう。

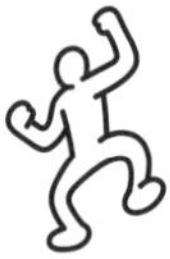

ED治療法には注射も衝撃波もある

EDの根本的な治療とは？

EDに関しては、これまではなかなか効く薬がありませんでした。

いわゆるED治療薬というものは、その場限りの効果しかなく、根本的にEDを治しているわけではないと言えます。

EDで硬さが維持できないということは、陰茎の血流が悪くなっている状態ですから、この血流が悪くなっている血管を太くするのが、薬によるED治療なのです。

注射で治すなら「プロスタグランジン」

日本国内におけるED治療としては、「プロスタグランジン」という血管を拡張させる注射があります。

これは、陰茎の海綿体に直接、少量を注射するというものです。

多めに注入すると、性的刺激も性的興奮もないのに、勃起が4時間以上も続く「持続勃起症」になってしまいます。

1〜2ミリグラムくらい注入して、よく揉んだりしごいたりすると、勝手に勃起します。本人は快感がないにもかかわらずです。プロスタグランジンはリハビリのような役割を担っている注射なので、いざというときに勃ちやすくするために活用するといいでしょう。

ヨーロッパを含めて世界80カ国では、「陰茎海綿体自己注射」が認められており、使用する人は、インスリンと同じように自己注射しています。

病院で打ってそこで勃起しても意味がないので、セックスの前に自分で打つのです。

この治療法は、重症でED治療薬の効果が見込めないうえ、副作用もあるからと、ED治療薬が飲めなかった人には有効です。

日本では、プロスタグランジンはリハビリという位置づけにされており、自己注射は認められていないので、病院で打ってもらうことになっています。

病院で打つと20分ほど勃ちっぱなしになりますが、その後は元に戻ります。効果が強すぎる場合は、副作用で持続勃起症になることがあるので、その場合は陰茎に注射を打って改善させることもあります。

薬を使用しないＥＤ治療機器「ビガー２０２０」！

ＥＤの患者さんは、現在１４００万人。妊活中の20〜30代の男性の3人に１人が、ＥＤに悩まされていると言われています。

いままでＥＤ治療のメインは、バイアグラなどの経口薬でした。ＥＤ診療ガイドラインでも、推奨グレード「Ａ」の第一選択肢になっています。

でも、薬を飲まないという選択をする方や、ＥＤ治療薬だけでは満足のいかない方が多かったのも事実です。

そんななか、第2選択肢になっていたものが「陰圧式勃起補助具」。

これは、ポンプ操作で自然に自分の陰茎を勃起させることができるため、自分のタイミングで勃起をコントロールすることが可能になる管理医療機器です。

今回は、いま国内で唯一購入できる管理医療機器として販売が開始されている、「ビガー２０２０」の３つの特徴について解説します。

①吸引力がすごい

陰圧式勃起補助具で一番重要なのは、吸引力です。

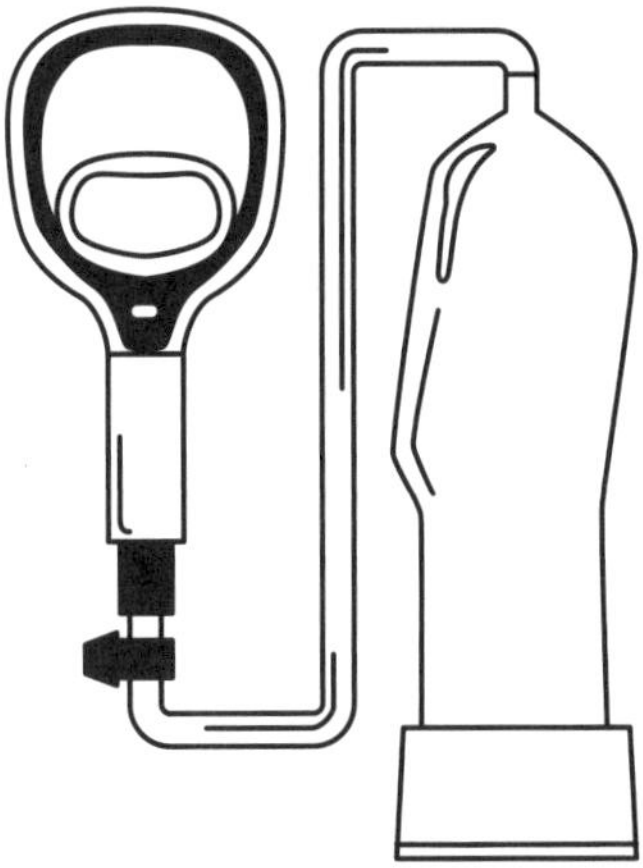

しっかり吸引できなければ、なかなか勃起することはできません。
このビガー２０２０は、特許を取得したパッキンで工夫することにより、陰茎海綿体に血流を送り込んで勃起機能を改善させます。

②泌尿器科医師が考案

ビガー２０２０は、ＥＤの専門である泌尿器科の医師が考案しました。
特徴的なシリンダーで、機能性を重視しています。

③耐久性がすごい

地方独立行政府法人 東京都立産業技術センターの試験を行い、陰圧を200回繰り返ししても問題がないこと、そして、解除ボタンを押すことで2秒以内に常圧に戻ることが確認されています。

衝撃波治療は血管性EDに効く

それに対して「低衝撃波治療ED1000」というのは、悪くなった陰茎の血流に衝撃波を与えるというものです。この衝撃波というのは、私たち泌尿器科の医師にとってはお馴染みのものであり、尿管結石のESWL（体外衝撃波結石破砕術）という治療の応用として陰部に当てて使用します。

この治療をどれくらいの期間で行うのかは部位によっても変わりますが、1回の治療が約20分で週2回、3週間で計6回行い、そして3週間休んでまた6回実施するのが一般的です。9週間にわたって合計で12回行うことになります。

衝撃を与える部位は5箇所ほどで、その部位ごとに300回のショットを当てていくと、

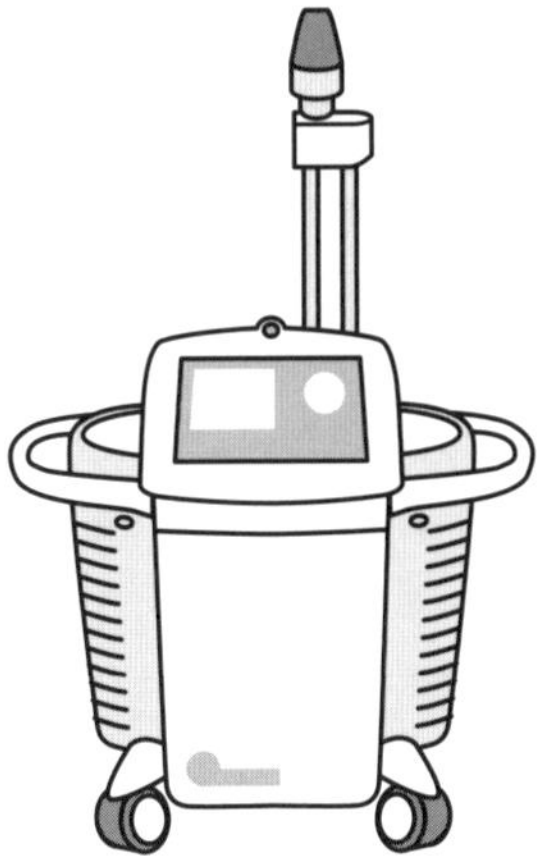

20分ほどかかります。
間に3週間の休みを入れるのは、休むことで血流がよくなるからです。

衝撃を加えると血管が揺さぶられ、細胞が反応して新しい血管をつくっていく作用があります。

その作用に時間がかかるので、少し時間を置くようにしているのです。

筋トレで、トレーニングの合間に休みを入れるのと同じようなイメージでしょうか。

料金は、全12クールで、およそ30万〜50万円です。これは自費診療になります。

この治療法について耳にすることが少ないのは、やはり費用がかかるからだと思います。

50万円も払うことを考えると、対象者も限定されるでしょう。


衝撃波は、まだまだメジャーなものではありません。

また、機器を置いている病院もほとんどありません。

設置しているのは、日本全国でまだ10〜20台程度で、そのほとんどが自由診療のＥＤ専門クリニックです。

私のクリニックでも衝撃波治療を導入予定です。

今後、徐々に広まっていくのではないかと推察しています。

EDの超音波治療が自宅でできる!?

2022年12月から、自宅でEDを治療できるEDケア商品が販売されました。

EDの原因のひとつに、動脈硬化など血管内皮機能に障害が生じることで、勃起に関連する血管が拡張しづらくなる、というものがあります。

今回発売された自宅EDケア商品は、超音波刺激で血管内皮障害にアプローチすることで「ヘムオキシナーゼ1」を活性化させ、EDにアプローチができるものです。

週2回10分くらいの簡単な自宅ケアで、痛みなく使用ができると注目されています。

現在は、さまざまな治療法が増えていますので、ぜひ、ご自身に合ったものを見つけていきましょう。

第5章

男性力を上げる食事&生活習慣

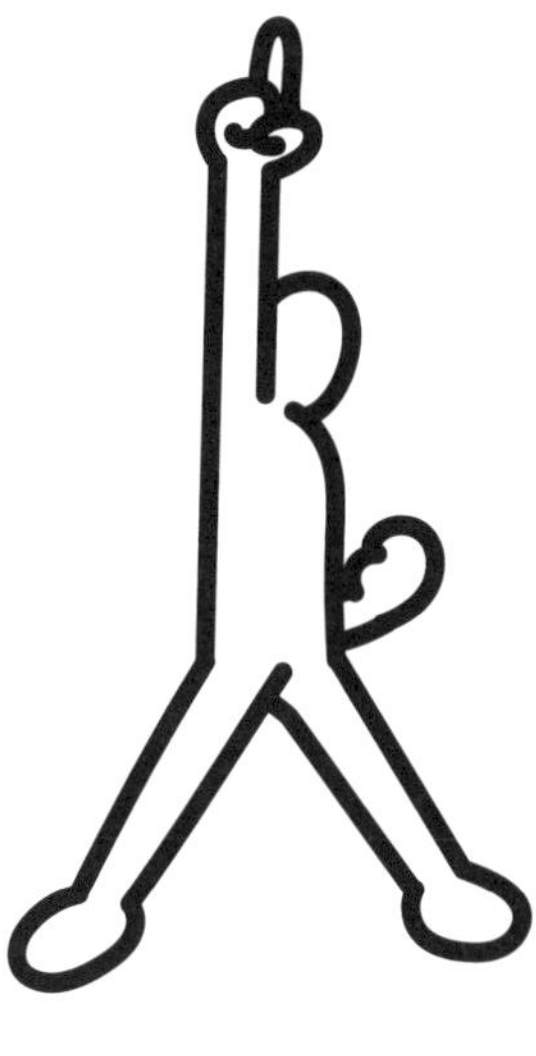

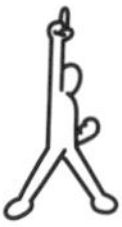

男性力アップのカギはテストステロン

まずは下半身の筋力を鍛えよう

「男性力」という言葉は、まだ一般的に知られていないかもしれません。

いわゆる「草食系男子」が増えている昨今、「Men's Health 医学会」というものがあり、普通の人間ドックではなく「男らしさ」、つまり「男性力」が下がっているかどうかを調べる人間ドックを広めています。

女性に更年期障害があるのは誰もが知っていることですが、男性に更年期障害があることは、まだあまり知られていません。

また、20代男性の約4割は女性との交際経験がないというデータもあります。

男性ホルモンは、20代をピークに、30代、40代になるにつれてどんどん下がっていきます。こういった背景があるので、食事に気をつけることや筋肉をつけることがとても重要なのです。

運動に関しては、大腿四頭筋というもっとも太い筋肉がガソリンの役割を果たすので、下半身を鍛えることを中心とした筋トレをして、「テストステロン」を増やすことがED防止の鍵になります。

筋トレは、「下半身が7割、上半身が3割」と言われるほど、下半身の筋肉を太くすることが不可欠です。下半身中心の筋トレで一番手軽に、誰でもできる運動はスクワットです。

食事、運動が足りないと勃起しなくなる

かなり忙しくて、まったく時間に余裕のない人であっても、1日10回3セット程度のスクワットならできるはずです。

じつはこれだけでも、大きな効果があります。

改めて時間を確保しなくても、出勤時にエレベーターを使わず階段を使う、階段をのぼるときに一段飛ばしをするなど、やり方はいくらでも工夫できます。

ダラダラとすり足で歩かず、意識していつもより歩幅を少し広くとるようにして、太も

もを上げるようにしてください。

男性でテストステロンが少ないタイプは、やせ型で人との接触が少なく、自宅でゲームをすることが多くて、女性との交際経験もないような人です。

先日、20代前半の患者さんが、私のクリニックに来院しました。

聞けば、まったく勃起しないと言うのです。

10代では不登校で、家ではご飯を食べず、お菓子しか口にしないという生活をしてきたそうです。

テストステロンを測ったところ、80代くらいの男性ホルモンしかありませんでした…。

この状態では、将来子どもを持つことも難しいでしょう。

ほかにも、若い頃は運動していたものの、30、40代で忙しくなってからは運動せずにメタボ体型になり、テストステロンが少なくなったというビジネスマンが増えています。

どちらのタイプにも、食生活を整え、運動を取り入れる生活習慣が必要です。

次項から、有効な食事療法と運動療法を説明していきます。

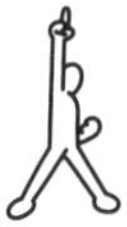

「食事」で男性力を取り戻そう

牡蠣、レバーは精力アップ最強の食べ物

牡蠣は、「セックスミネラル」と言われるほど、テストステロンを上げるためには有効です。

男性ホルモンを増強させるには、「タンパク質」が有効なので、レバーをおすすめしますが、じつはそれ以上に、「亜鉛」をしっかり摂ることが欠かせません。

それもそのはず。じつは亜鉛は、体内でテストステロンをつくるための材料なのです。

牡蠣には亜鉛が多く含まれており、なかでも生牡蠣はとくに豊富です。

男性ホルモンを増やすために、そして勃起力を向上させるためには、生牡蠣を食べるのがもっともいいのです。私は亜鉛のサプリを監修しているくらいなので、亜鉛を摂ることを強くおすすめしています。

野菜なら、ニラやニンニクも精力を増強します。

これらには、「アリシン」という強精作用のある成分が豊富に含まれているのです。「アリシン」は男性ホルモンを増やすので、モツ鍋を食べることで、必要なものをしっかりと摂ることができます。精力をさらに強化したいのであれば、モツ鍋に牡蠣を入れてみてください。最強のごちそうになりますよ。

山芋、オクラなどの「ネバネバ食品」もおすすめ

山芋やオクラなどのネバネバ食材には、「ムコ多糖類」という成分が多く含まれています。ムコ多糖類をタンパク質と一緒に摂ると、タンパク質の消化がよくなるので、おすすめです。

たとえば、山芋やオクラを単体で食べるよりも、豚肉にオクラを添えることで消化も促進されるでしょう。

なお、山芋には「DHEA」(デヒドロエピアンドロステロン)という成分も多く含まれ

ています。DHEAは、男性ホルモンであるテストステロンをつくる前の段階の物質ですから、直接的にではなく、間接的に体内の男性ホルモン値を上げることができます。

納豆もネバネバ食材でありタンパク質も豊富なのですが、大豆に含まれる「イソフラボン」が女性ホルモンを活性化させるので、男性ホルモンを強化させるという点では、あまり摂りすぎないほうがいいかもしれません。

テストステロンUPにおすすめの外食

外食するときには、豚肉の生姜焼きなどでタンパク質をしっかりと摂るといいでしょう。焼肉定食もおすすめです。

筋肉をしっかりつけると男性ホルモンの分泌がアップしやすくなるので、赤身の多いステーキもありです。ランチでモツ鍋を食べることはないと思いますが、昼間こそ、赤身のステーキを食べてみてはいかがでしょうか。

ただし、脂身の多い肉を選ぶと、脂質を多く摂ることになって太る原因になります。

肉はできるだけ赤身を選んでください。

ウナギと山芋の組み合わせや、マグロと山芋の組み合わせも精力アップに有効です。お昼に糖質を摂ると、午後に眠くなって活動が鈍くなることも多いので、やる気や集中力を高めるためには、ランチ時に、山芋、ウナギ、マグロなどを食べて男性ホルモンを補充するといいでしょう。

ただ、DHEAを多く含む山芋はいいのですが、山芋を蕎麦に入れると、蕎麦から糖質を多く摂ることになってしまうので、食べすぎに注意してください。

魚を食べるのであれば、良質なタンパク質を摂れるカツオやマグロがいいでしょう。

カツオを水族館で見ると、ものすごい速さで泳いでいるのがわかりますよね。

カツオは筋肉を使って泳いでいるので、昔から滋養強壮にいいと言われています。血合い（背と腹の間にある赤色繊維筋と呼ばれる部分）には、ビタミンB1、B6、B12といったビタミンB群が含まれており、身体にとてもいいのです。

マグロと納豆、マグロとアボカドのカルパッチョの組み合わせも効果大です。

アボカドはビタミンEを多く含み、脳の視床下部の働きを活発にしてくれます。

卵も「完全栄養食」と言われているほどなので、おすすめです。

男性ホルモンであるテストステロンの分泌は、１日のなかで言えば朝がもっとも高く、夜に向かって下がっていきます。

男性ホルモンの数値が高いということは、やる気、元気がある状態だということ。「朝活」がいいと言われるのは、ホルモンが良好な状態になりやすいからです。「朝の30分間は、夜の２時間に相当する」と言われるのは、そのためです。

亜鉛、マカなどのサプリは強い味方

先ほどお話しした通り、亜鉛は男性ホルモンを増強する強い味方です。

ただ、生牡蠣には亜鉛が多く含まれているものの、食品として摂取するのは非常に難しい栄養素です。

必要な亜鉛の１日の摂取量は、18歳から69歳の男性で約10ミリグラム、女性で約８ミリグラムと言われています。約１００グラムの生牡蠣を４個食べれば、亜鉛を15ミリグラムくらい摂ることができます。

ウナギの蒲焼にも亜鉛が含まれているのですが、それでも100グラムで2・7グラム程度。豚肉の場合、100グラム食べても7ミリグラムしかないので、かなりしっかり食べなければ、必要な量を摂ることができません。

カップラーメンのような食事ばかりをしていると、亜鉛不足になってしまうでしょう。亜鉛の摂取量が少ないと、味覚障害、やる気が出ない、疲れやすいといった症状が出てしまいます。

食事から亜鉛を摂れないときは、サプリで補うといいでしょう。

マカはアブラナ科で、栄養価が高く、野菜のなかではとくに精力を高め、身体のサビを取って若々しくしてくれると言われています。ブロッコリーは、多少近いと言える食材です。

亜鉛を多く含む食品

亜鉛含有量（mg/100g）

魚介　牡蠣60g（５粒程度）で１日の亜鉛推奨量に近い量を摂取できる

牡蠣	たらこ	ほたて貝(生)	ウナギ

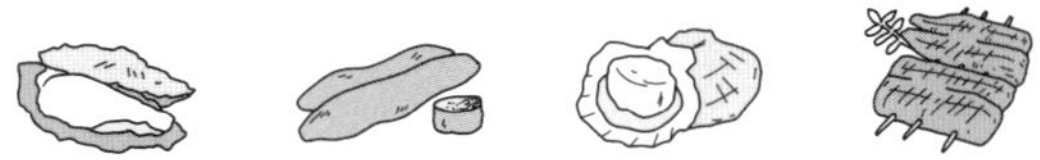

13.2mg（5粒:7.9mg）	3.1mg	2.7mg	1.4mg

肉・卵類　豚レバー串１本でおよそ30g　１本食べると2mg以上摂取

豚レバー	牛・肩ロース（赤肉・生）	鶏レバー	卵黄

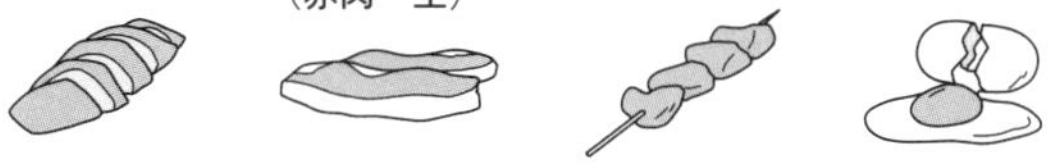

6.9mg	5.6mg	3.3mg	4.2mg（１個:0.7mg）

豆類・木の実　間食にナッツ類を摂取すると亜鉛を効率よく摂取できる

カシューナッツ（フライ）	アーモンド（フライ）	納豆（糸引き）	豆腐（木綿）

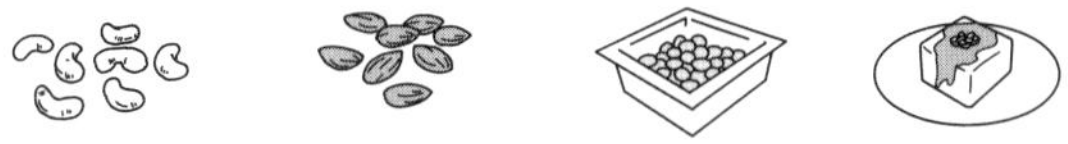

5.4mg	4.4mg	1.9mg（１パック:0.8mg）	0.6mg（１丁:1.8mg）

乳製品　亜鉛のほか、リンも多く含んでいる

プロセスチーズ

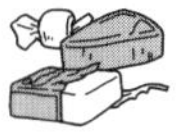

3.2mg

穀類　玄米、全粒粉パンなど精製されていない穀類は亜鉛の吸収を低下させる

精白米	蕎麦(ゆで)	食パン

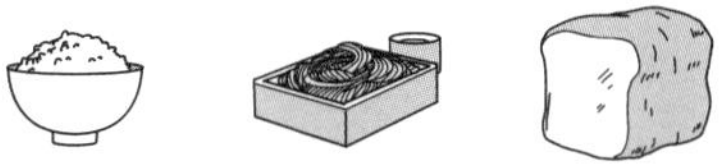

0.6mg（茶碗1杯:0.9mg）	0.4mg	0.8mg（６枚切り1枚:0.5mg）

日本臨床栄養学会雑誌を参考に作成

マカは身体の動きに必要な、いわゆる「必須アミノ酸」やビタミン、ミネラルが入っているので、精力剤として「マカ＝天然のバイアグラ」と言われているほどです。陰茎のまわりの血流をよくして、自律神経を整える役割が期待できるでしょう。

ただ、南米に植生しているものなので、マカそのものを日本で入手することは難しく、サプリで摂取することになります。

亜鉛もマカも男性の強い味方ですが、健康に必要な栄養素でもあるので、私は日常的に、亜鉛を摂るようにしています。

食事で十分に摂るのが難しい栄養素は、サプリを併用するのはいかがでしょうか。

ＥＤ治療薬はセックスのときに勃起させるためのものなので、そもそも性欲がまったくなければ、薬を使っても勃起しきません。

精力剤の目的は、セックスの前段階で活力をアップさせることです。

亜鉛やマカは、性欲が強くなり、活力がわくサポートをしてくれる存在です。

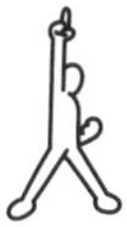

「タバコ」「お酒」は男性力を低下させる

タバコにはいいことが何ひとつない

EDは、陰茎の海綿体や血管の異常によって起こるものです。

タバコは動脈硬化を進行させて老化を早めるので、血管性のEDを引き起こします。陰茎の血管の機能に異常が生じ、勃起機能が低下してしまうのです。ですから男性力を上げるには、タバコを一切吸わないようにしましょう。

EDに悩んでいる人の40％は、喫煙者だそうです。

さらに、喫煙者のパートナーも喫煙者である確率が高いという説があるので、まずお互いにタバコをやめることが先決です。

ただし、タバコをやめたとしても、硬くなった血管を元に戻すことはできません。血管の内皮細胞に障害が起こることによって、血流が悪くなり、EDも進行してしまいます。

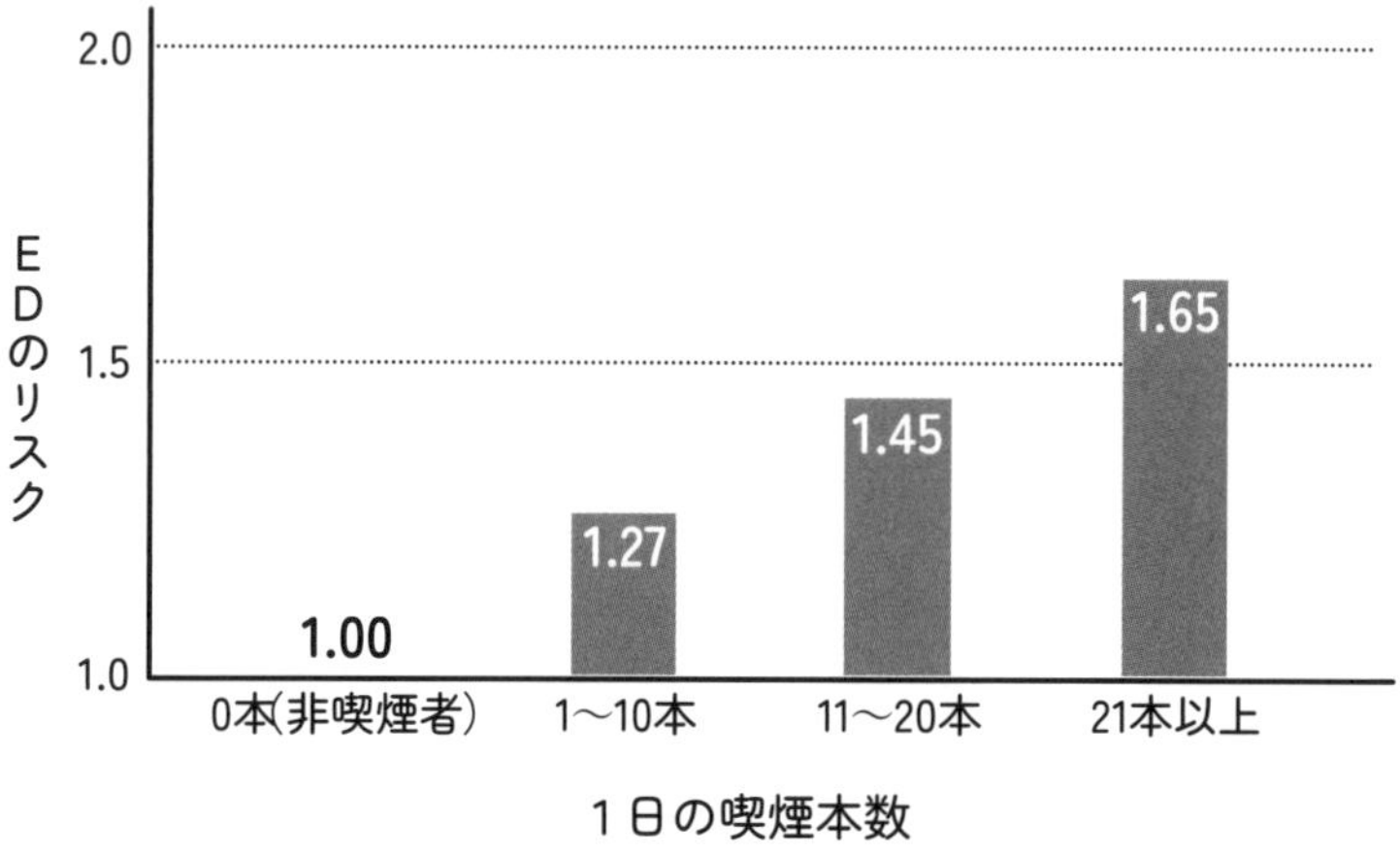

ニコチンには血管を収縮させる機能があるので、タバコを吸い続けることによって、血液の循環が悪くなるのです。タバコを吸う人が血流の悪そうな顔をしているのは、そのためです。

タバコをやめても、血管の動脈硬化はある程度進行してしまっています。

ですから、「なぜ自分はEDなんだろう…」とつぶやきながらタバコを吸っている人は、真っ先にやめましょう。

1本でもタバコを吸うのはよくないのですが、1日40本以上吸うヘビースモーカーは、吸わない人と比べると、EDになる確率が1・5〜1・7倍にも跳ね上がります。

自分は吸わなくてもパートナーが吸っているという場合は、受動喫煙になるので、やはりお互いが吸わないようにするべきでしょう。タバコは「百害あって一利なし」です。

お酒は適量を超えると害が出てくる

次に、お酒はどうでしょうか。

まず、お酒を飲んではいけないということはありません。適量であれば、まったく問題ないのですが、過度な飲酒は男性力を下げる原因になります。

では、どれだけの飲酒が「過度」になるのでしょうか。

お酒に強い体質の人もいれば弱い人もいるので、一概には言えませんが、ほろ酔い程度であれば問題ないでしょう。

EDを本気で改善したいのであれば、1日にビール1本、350ミリリットル缶なら2本、日本酒なら1合、ウイスキーならシングルで1～2杯、ハイボールならグラス1～2杯くらいの適量にとどめておくようにしましょう。

この2倍飲んだら、過度の飲酒にあたります。

また、アルコール度数の高いものを飲みすぎるのもよくありません。お酒がEDを引き起こすわけではありませんが、やはり過度な飲酒は男性力を下げてしまいます。

EDを気にしているのであれば、飲み放題の店であっても、お酒は控えめにしたほうがいいですね。食事のあとで女性を誘いたいのであれば、途中からノンアルコール飲料に変えましょう。

お酒は、少量であればリラックス効果があり、気分がよくなったり高揚したりします。興奮作用もあるので、勃起力を向上させるきっかけになることも。

セックスのときには少しお酒を飲んだほうが、気持ちも大きくなって行為をしやすくなることがあるので、うまく使えるといいですね。

タバコをやめてもすぐに身体が回復するわけではないことに対して、お酒の場合は分解されればリセットします。

お酒を飲まない休肝日を設けて、男性器に活力が蘇る兆候があれば、お酒の影響を受けていたことがわかるでしょう。

バイアグラは空腹時に飲むのですが、服用したときにはお酒の酔いが回りやすくなると言われています。

ＥＤ治療薬は血管を拡張させる働きがあるので、お酒を飲むと余計に血流がよくなってしまうのです。

薬を服用したときは、お酒を飲まないに越したことはありません。

「運動」で男性力を取り戻そう

骨盤底筋体操で骨盤底筋を鍛えよう

ＥＤの原因として、外出自粛などで運動不足やセックス頻度が低下して、勃起を下支えする「骨盤底筋」の筋力が落ちることがあります。

骨盤底筋を鍛えると、尿漏れの70％が改善すると言われていますが、それだけでなく、ＥＤの克服も期待できます。

骨盤底筋とは、股の間の尾骨から恥骨までを覆うハンモックのような筋肉群です。尿道と肛門の開閉に加え、性機能の働きにも大きく関係しています。

これは、別名ＰＣ筋ともいわれます。

この「ＰＣ筋」は、勃起を上反りさせたり陰茎につながる血管を閉めて勃起を持続させたりする役割を果たします。

さらに、ＰＣ筋を含めた骨盤底筋を鍛えると、日本人の多くが悩んでいる頻尿の予防効

骨盤底筋（PC筋）

男性

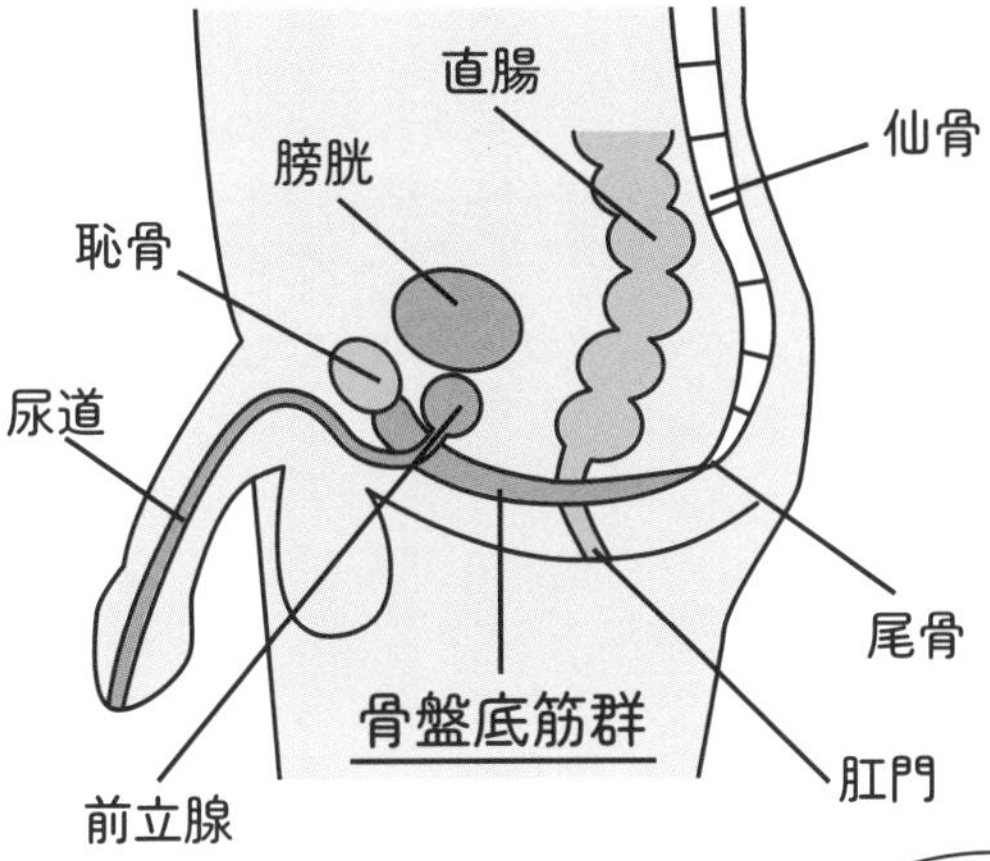
直腸
仙骨
膀胱
恥骨
尿道
尾骨
骨盤底筋群
肛門
前立腺

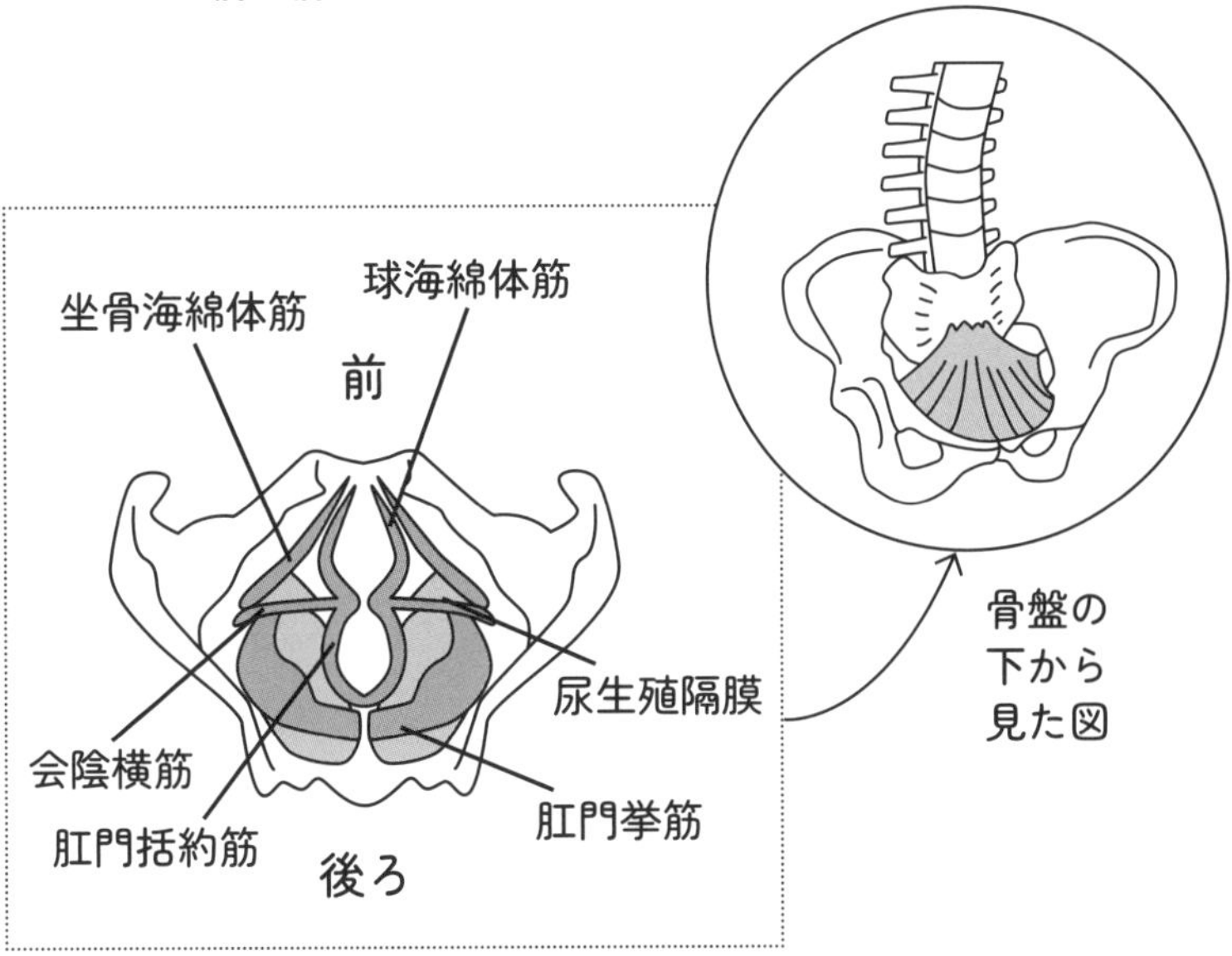
球海綿体筋
坐骨海綿体筋
前
尿生殖隔膜
会陰横筋
肛門挙筋
肛門括約筋
後ろ
骨盤の
下から
見た図

果もあるのです。

骨盤底筋を鍛えるもっともシンプルな方法は、お尻の穴を10秒間ギュッと強く閉めることです。肛門を閉める筋肉である肛門括約筋に力を入れて肛門を強く締め続けると、骨盤底筋群が鍛えられます。

肛門を閉めようとしたときに、うまく力が入らない人は、いまは自覚症状がなくても将来的にＥＤになる可能性があります。

この運動は、時間を見つけてたびたび取り組みましょう。たとえば自室やダイニング、トイレの椅子に座ったときに行う、と決めたほうが長続きします。

１６０ページに示したタオルをお尻に挟んでのエクササイズ「骨盤底筋体操」も有効です。丸めたタオルをお尻に挟みながら、３秒かけて息を吸って、７秒かけて息を吐くのですが、その際にタオルをお尻の筋肉でギュッと強く挟み込みます。

お尻の下のタオルをしっかりと意識し、左右の尻肉で強く挟み込んで骨盤底筋をしっかり刺激するようにしてください。

骨盤底筋体操（基本編）

1日10回
3セット
が理想的

1　丸めたタオルをお尻で強く挟んで座る

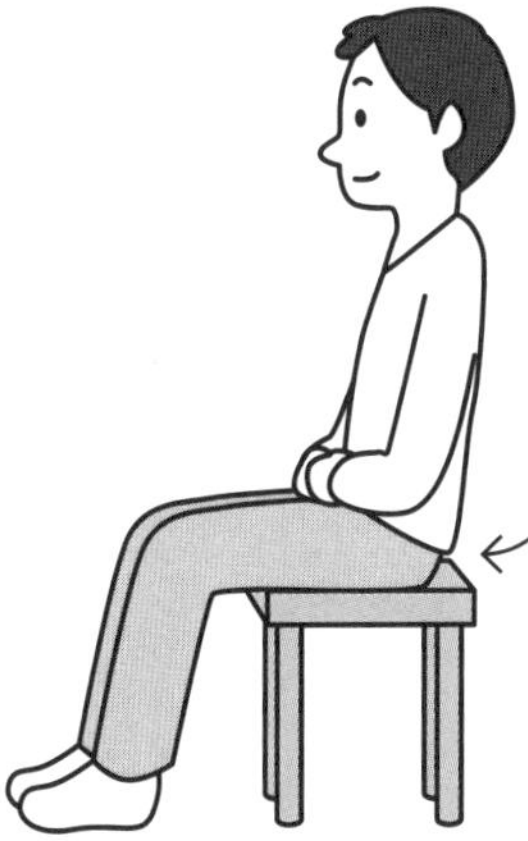

2　３秒数えながら息を吸って、７秒数えながら息を吐く

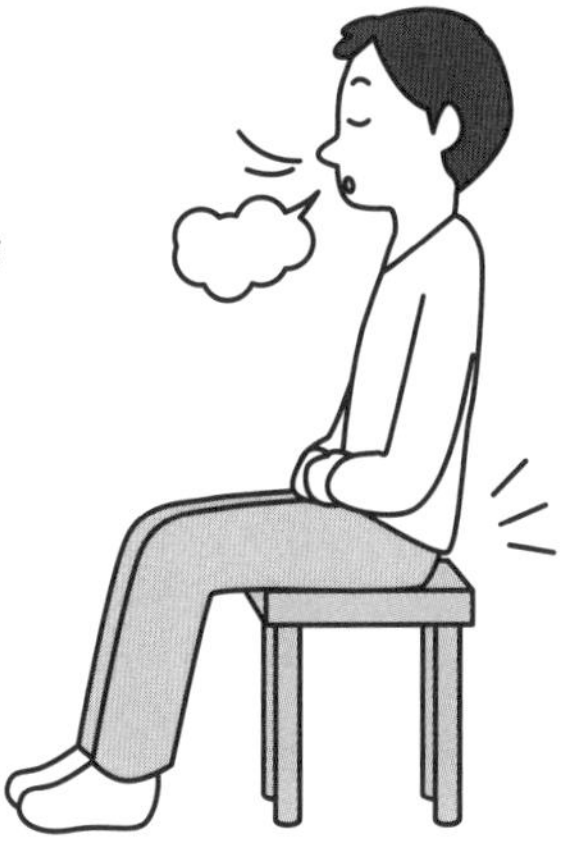

骨盤底筋体操（応用編）

1日10回
3セット
が理想的

1 膝を立てた状態で仰向けになる

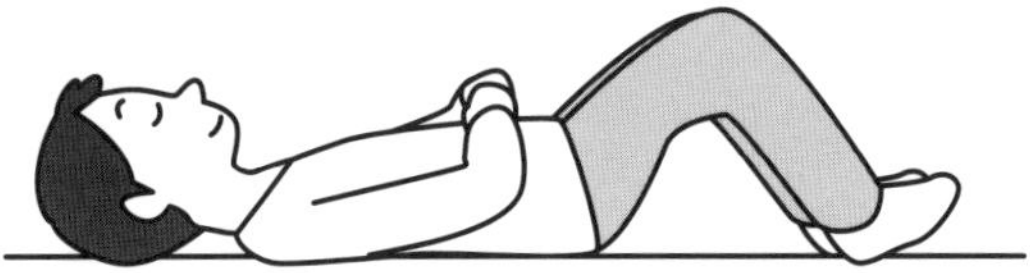

2 お尻でタオルを強く挟む

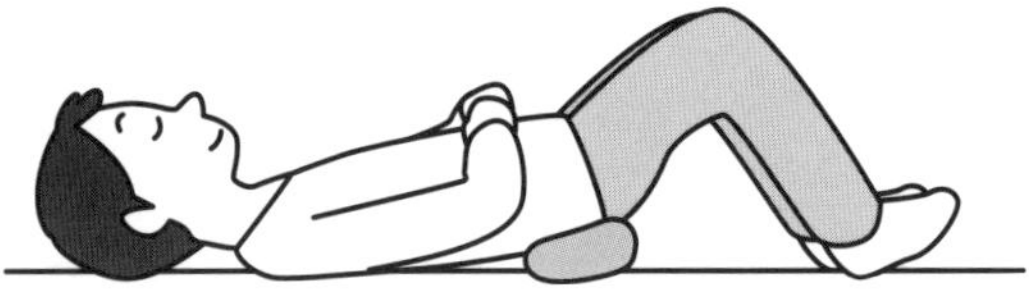

3 3秒数えながら息を吸って、7秒数えながら息を吐く

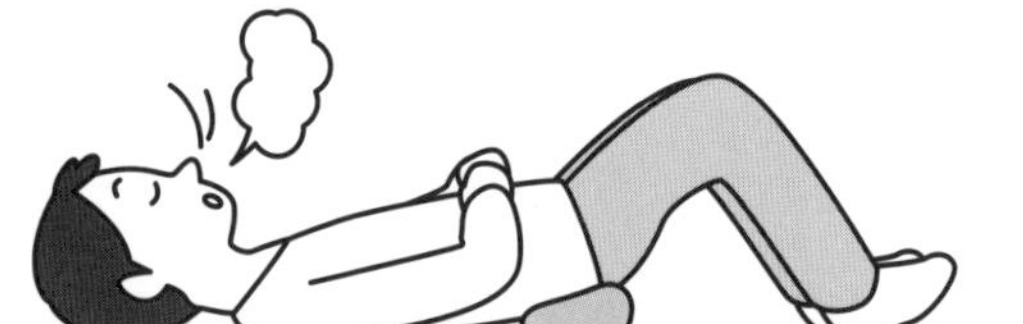

このエクササイズは、座ってでも寝ながらでもできます。

これを10回ワンセットで1日10回ほど行ってください。

1カ月続ければ、効果を実感できるはずです。

ワイドスクワットで骨盤底筋を鍛えよう

勃起力をもっと向上させたいなら、「ワイドスクワット」がおすすめです。

ワイドスクワットの最大のポイントは、普通のスクワットよりも足を広げながら行うことです。肩幅の2倍ほどを意識してください。

その状態で、背筋を伸ばしてゆっくりと腰を落とし、膝と太ももが平行になるくらいにまで曲げましょう。

ワイドスクワットは、普通のスクワットよりも内股にある「内転筋群」を刺激します。内転筋は骨盤底筋と連動しているので、この筋肉を鍛えることで骨盤底筋も一緒に鍛えられるのです。EDや頻尿の予防になるので、まさに「勃起力スクワット」とも言えます。

ワイドスクワットをすると、下半身の血流がよくなるので、それにともなってEDの改善が期待できます。

まずは1日に10回程度。歯磨きするときに一緒に行うなど、隙間時間を見つけて実践するのがいいでしょう。

ワイドスクワット

1日
1セットで
効果あり

1 背筋を伸ばした状態で、肩幅の2倍ほどに足を開く

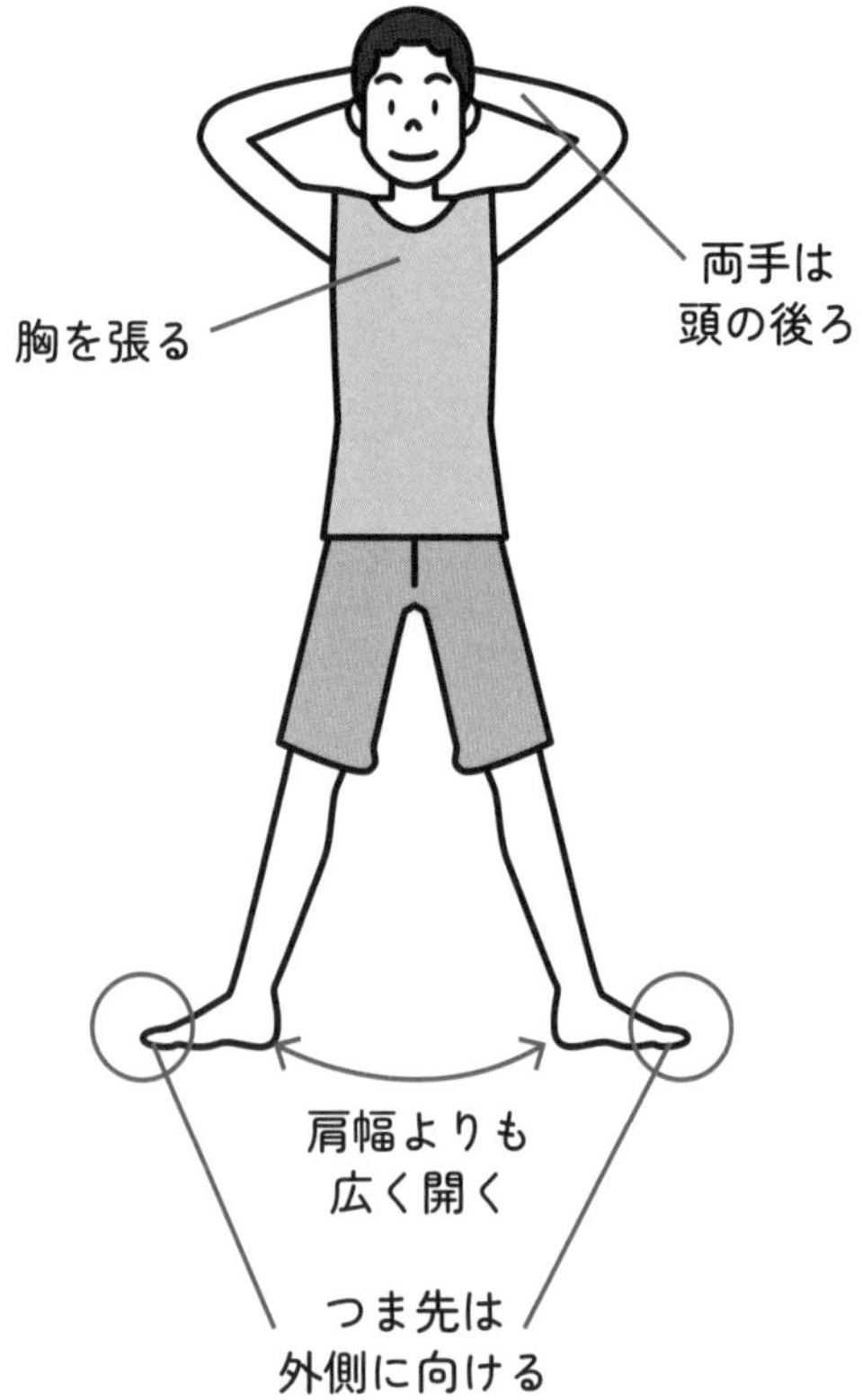

2　その姿勢のままスクワットを10回行う

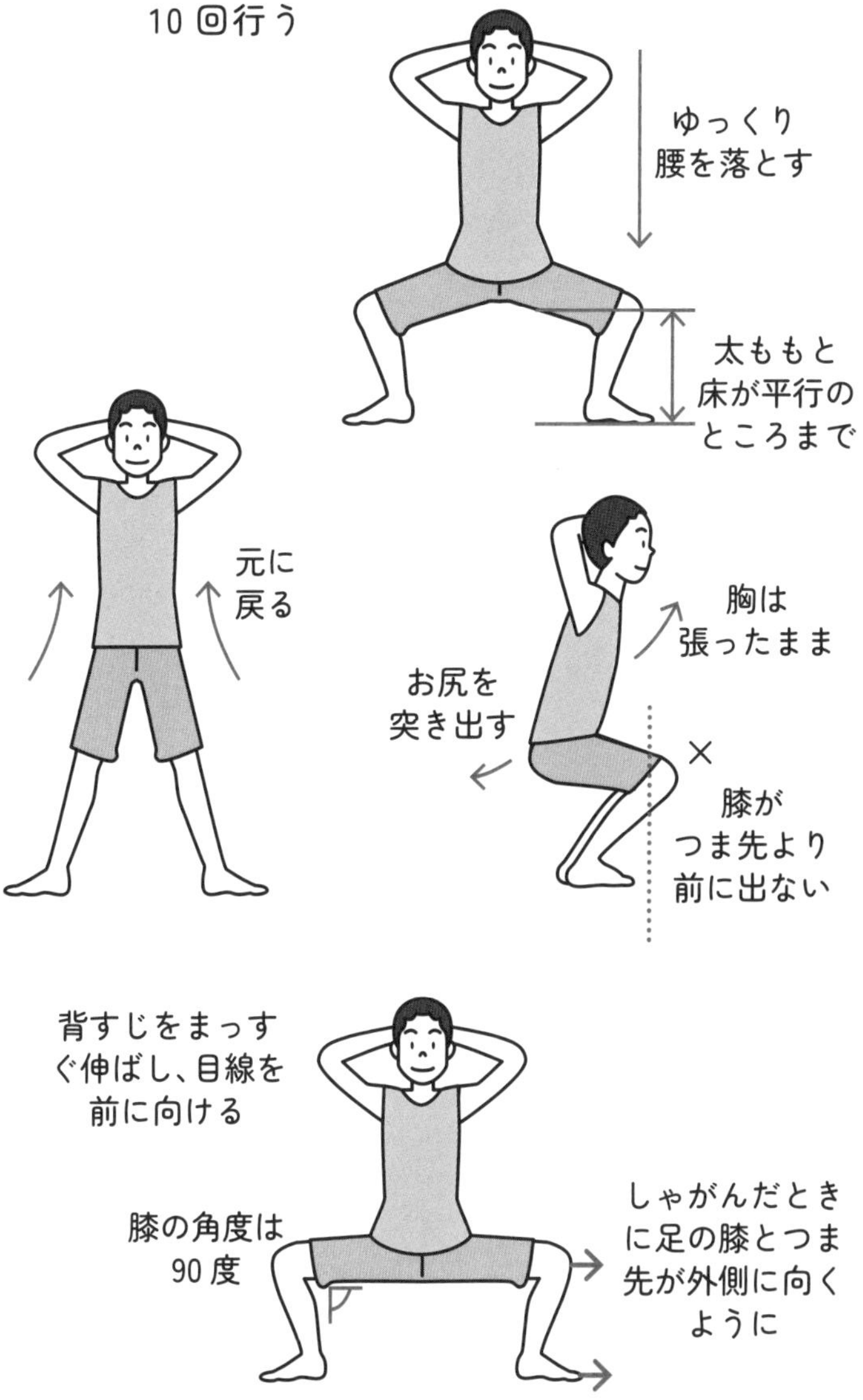
ゆっくり
腰を落とす
太ももと
床が平行の
ところまで
元に
戻る
胸は
張ったまま
お尻を
突き出す
×
膝が
つま先より
前に出ない
背すじをまっすぐ伸ばし、目線を
前に向ける
膝の角度は
90度
しゃがんだとき
に足の膝とつま
先が外側に向く
ように

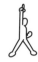

筋トレでテストステロンを増やすには

ながらスクワットでも、効果がある

男性ホルモンのひとつであるテストステロンの数値を上げると、勃起力が高くなります。ところが、多くの人は40代から50代になると、テストステロンの量が下がっていくので、基本的には先ほどお伝えしたワイドスクワットをするのがいいでしょう。

下半身には全身の筋肉の7割があり、その下半身を一番支えているのが大腿四頭筋という太ももの筋肉です。ですから、筋トレをしたことがない人でも、スクワットだけはしておくのがおすすめです。

1日に10回しゃがむ動作を繰り返すだけでも、効果はあります。

椅子に座っているかのように膝を曲げたまま、歯磨きしたり洗髪したりするだけで、1カ月もすると太ももの硬さがアップしているのがわかるはずです。

この方法で、骨盤底筋も同時に鍛えられます。

勃起障害は血行不良から起こることが多いのですが、これらの動作によって下半身の血行改善効果も期待できるでしょう。

ちなみに、ワイドスクワットは骨盤底筋を鍛えるので、女性を悩ませる尿漏れを改善する療法でもあり、脚痩せにも有効です。

テストステロンは、男性ホルモンのひとつ。

女性にもテストステロンはありますが、本来は男性の若々しさや気力を司っているホルモンです。

男性の場合は、95％が睾丸に集まり、5％は副腎にあります。

テストステロンは、筋肉量を増やしたり男性機能を維持したり、集中力やリーダーシップを発揮したりするために必要なものです。

リスクを取ったり判断したりするときにも有効だと言われています。

さらに脂肪を燃焼させる効果もあるので、内臓脂肪にも効きますよ。

テストステロンの量は、20歳をピークに下がり始めます。

ということは、28歳になると、かなり下がっているということ。

そのまま何もしないでいると、30代、40代、50代…と、年齢が上がるほどテストステロンはどんどん下がっていくはずです。


EDの改善には、下半身の筋トレが非常に有効ですが、上半身の筋肉は、あまり関係ありません。あくまでも、骨盤底筋という筋肉を鍛えるのが目的です。


スクワット以外では、仰向けになって膝を立て、お尻を上げ下げする運動は、内腿を鍛える動きになります。

骨盤底筋そのものは、筋トレの本では上級編で紹介されていることが多く、鍛えづらい場所にあります。

スクワットは、決して骨盤底筋を鍛える目的の運動ではありません。骨盤底筋を直接鍛えているわけではないのです。

内腿をギュッと締めて内転筋を鍛える運動も、肛門を締める運動も、連動して骨盤底筋まで効かせるようなイメージで行ってください。
159、160ページで紹介したタオルを使う骨盤底筋体操も、あまり手軽に行えるものではないので、やはりスクワットが一番簡単でしょう。

スクワットは、ダンベルを使うトレーニングとは違って、それほど激しいものではないので、毎日取り組んでも、身体に悪影響はありません。

むしろ、毎日実施したほうがいいでしょう。

ちなみに、加圧トレーニングも、血流を改善する筋トレです。

たとえば足に加圧ベルトを巻いて筋トレをするのも、ＥＤの改善にはおすすめです。

筋トレはメンタル面の効果も大きい

男性ホルモンの数値が下がると、やる気が出なくなる、疲れる、うつっぽくなる、身体がだるくなる…といった症状が出てきます。

一方、筋トレでテストステロンの数値を上げることで、気力や活力がみなぎり、勃起力の向上につながるのです。

経営者をはじめ、「できる男性」が筋トレをしていることが多いのは、筋トレの効果を実感じているからではないでしょうか。

かつては、ふくよかな人がお金持ちの象徴になっていましたが、現在は筋トレをして「細マッチョ」になっている経営者が多く見られます。やはり、男性ホルモンの数値が高いことは、健康にもリーダーシップをとるためにもいいということでしょう。

過激なスポーツは要注意

筋トレのような「筋レジスタンス運動」には、「有酸素運動」と「無酸素運動」があります。

じつは、有酸素運動は、男性ホルモンを減退させることがわかっています。

男性ホルモンの数値が下がりすぎないようにするには、1カ月のランニング距離を150~200キロ以内に抑えるのがいいでしょう。

毎日3キロ程度しか走らない人であればまったく問題ありませんが、毎日10キロ走れば1カ月で300キロになります。雨の日を避けて月に20日走っても、200キロに達するので、これではオーバー気味です。

ではサッカーやラグビー、アメリカンフットボールのような、かなり持久力が必要な運動はどうかというと、なかなか一概には言えないものがあります。

マラソンは単一の運動をずっと続けるものですが、サッカーは縦横に走ったりボールを蹴ったりする動作があり、アメフトやラグビーは上半身の筋肉も使います。

ですから、ランニングとまったく同じ基準で比較することはできません。

ただ、運動量が激しすぎるなら、男性ホルモンが減退する可能性は十分にあります。

なお、筋骨隆々なアメフトやラグビーの選手でも、人とぶつかって身体を痛めることが多くなると、精子の量が少なくなってしまうことも…。

野球でも、誤って陰嚢を損傷することがあります。

日常的に身体を痛めることは、精子を傷めることにもつながります。

男性ホルモンの95％は精巣でつくられているので、テストステロンを司る大元の精子に障害を及ぼすと、男性器も勃起しづらくなってしまうのです。

過激なスポーツには注意しましょう。

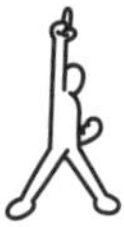

陰部を圧迫すると精力が弱くなる

バイクや自転車の乗りすぎには注意

バイクや自転車に乗っているときは、硬いサドルで前立腺を刺激している状態になります。これは、勃起機能を下げることにつながります。

ずっと同じ姿勢で前立腺の部分を圧迫してしまうと、前立腺や下半身まわりの骨盤底筋の血流が悪くなるので、ＥＤを招きやすくなるのです。

椅子に座りすぎることで痔になってしまうのと同じようなものです。

ママチャリであれば、サドルがソフトですし、お尻全体を乗せるので問題はないのですが、ロードバイクのようにサドルが細くて硬い自転車の場合は、骨盤底筋に食い込んできます。

股間をぶつけたり長時間圧迫したりすることは、なるべく避けましょう。

下半身を圧迫する衣服・下着はＮＧ

若い人たちの間で身体にピタッとしたズボンが流行っていますが、身体に密着するズボンを日常的に履いている男性のほうが、そうでない男性よりも精子の数が少ないと言われています。

皮パンやスキニージーンズなどの股間を圧迫するものは、あまりおすすめしません。トライアスロンや水泳競技の水着、スポーツスパッツなどに見られるように、ピタッとした服装で股間を圧迫するような場合も同様です。

長時間股間を締め付けているので、睾丸も委縮してしまいます。

ＥＤにならないためには、陰嚢をぶらぶらさせていたほうがいいのです。

ボクサーパンツが普及していますが、これもタイトな下着ですから、ＥＤのリスクを高めます。

人間も動物なので、生物学的にはおそらく裸になってぶらぶらさせておくのが一番いいはずです。

デート以外のときには、通気性のよい下着で、ぶらぶらさせましょう。
ボクサーパンツであっても、あまりピタッとしていないものは、ギリギリセーフです。

また、いっそのこと、パンツをはかないという選択肢もありますね。
寝るときであれば、ノーパンもありです。
ただ、衛生面を考えれば、寝間着の下には何か身につけたほうがいいでしょう。

終章
夫婦円満を続けていくために

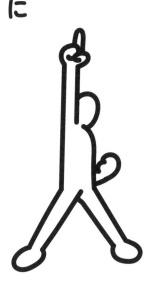

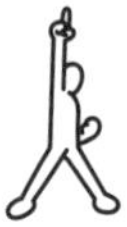

年配になるとセックスから遠ざかるのはなぜ？

したいのにできていない日本人

日本人の性に対する向き合い方は、教育によるものが大きいのではないでしょうか。

「性というものを語ってはいけない」という風潮が与える影響は、非常に大きいのです。たとえば、アメリカで70代、80代の人が「私たちはいまでもセックスをしているんです」と言えば、とても自然に「若くていいですね」とリアクションをされます。

でも、日本で年配者が「私はいまでも妻を抱いている」と言えば、眉をひそめられてしまうでしょう。「性について語るべきでない」という価値観が、根づいてしまっているからです。

逆に、日本人のほうが「むっつりスケベ」が多いと言われています。

じつは、日本は「エロ大国」で、アダルトビデオは欧米より激しい内容が多いのです。

日本人の「エロ」に対する需要は、アジアでは群を抜いています。

タイでは、アダルトビデオ制作が禁止されているために、日本のＡＶ作品が観られています。韓国、中国、台湾では、加藤鷹さん（日本のＡＶ男優）はスーパースターの扱いです。

日本人は「秘めて」いるからこそ、エロに貪欲になりつつも、オープンにはできないのでしょう。ですから、70代、80代の人でセックスしたいと思っていても、パートナーがいなくてできないという人がたくさんいます。

日本人は、性に対して、もう少しオープンになってもいいと思います。そのほうがむしろ健全な性生活を送れるのではないでしょうか。

性に対する羞恥心は、本来そこまで持たなくてもいいはずです。

セックスレスは離婚の原因にもなる

実際のところ、セックスレスを口にするのは恥ずかしいものです。

もっと言えば、セックスだけに集中して話すのは、かなり勇気のいることではないでしょうか。

セックスすることだけを目的にすると、ＯＫしてもらえない限り、すべてを否定されたような気持ちになってしまいます。

キスをしたり手をつないだり、触れ合ったりすることは、お互いのコミュニケーションとして非常に大切なことです。セックスレスから抜け出したいときに、セックスだけをゴールにしてしまうと、ハードルは一気に高くなります。

セックスレスは、離婚の原因にもなります。ですから、もしどちらかが深刻に考えているのであれば、やはり話をすることです。

もしかしたら、価値観が違うのかもしれません。

たとえば、男性は

「セックスレスでも奥さんがいれば満足だ」

と思っていたとしても、奥さん側にセックスをしないことへの不満があれば、離婚の要因になってしまいます。

一方で、求めているのに相手が応じてくれず、何年もセックスレスで無理に一緒にいるような場合、たたずまいから、悲壮感が漂ってくることもあります。

なかには、行為自体を求めていないカップルもいるでしょう。

お互いが割りきっていれば、セックスレスでもまったく問題ないのですが…。

求めているのに、相手が同じ気持ちでないのは、つらいものです。

ひと言で「話し合う」といっても、軽めのことから深刻なことまで、幅があります。

もしそれほど深刻でないことであれば、行為だけを目的にせず、パートナーのそばにいる時間を増やすところから始めてみてください。

子どもがすぐそばで寝ているからセックスできないのなら、自宅以外の場所を選ぶこともできます。モヤモヤする気持ちはそのままにせず、勇気を出して打ち明けましょう。

そのほうが自然なことなのです。

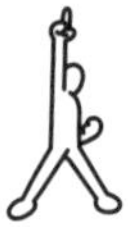

パートナーと以前のように楽しむために

性欲その他で男女の違いがある

一度セックスレスになると、復活することを諦めてしまう人は多いようです。ではどうすればいいか、考えてみましょう。

結婚生活が長くなってマンネリ化すると、パートナーとの行為がうまくいかないこともあるでしょう。このときの考え方が、男女間でかなり違うということを知っておく必要があります。

男性は、仕事が多忙でストレスが溜まり、性欲がわかずにEDになってセックスレスに陥ることが多いものです。

一方で、女性はそういうパートナーを見て、セックスできないのは自分に魅力がないからではないか、ほかに女性がいるのではないかと考えてしまいがちです。

そのために、なんとなく溝が生まれてしまうことがありませんか?

これは、男性と女性の考え方の違いから起きる溝です。

男性は、20代のときにはセックスへの意欲を強く持っているもの。

でも、30代から40代になると、もちろん元気な人もいますが、仕事やストレスが原因で、性への興味が薄れる人が多く見られます。

女性は、男性が歳を取るごとに男性ホルモンが減って性欲がなくなることを、わかっていないのかもしれません。

女性は逆に、30代、40代になっても性欲が上がります。

このように、男性と女性には、性欲の違いがあるのです。

それならばカウンセリングを受ければいいのかというと、相談に出向くにはハードルが高い部分があります。

とくに日本では、まだ一般的ではないのでしょう。

シチュエーションをつくっていく

セックスだけにこだわっていると、なかなかうまくいきません。

まずは、もっと手前の段階として、夫婦2人の時間を持ってはどうでしょうか。

家が手狭な場合、子どもがいると難しいのかもしれませんが、最低でも結婚記念日にデートをするなどして、シチュエーションを変えて、ドキドキする時間をつくっていくところから始めてみてください。


いきなり「セックスしようよ」とも切り出しにくいので、まず2人で話せる時間をつくって、前進の糸口にするのです。とくに男性の場合、しばらくセックスをしていないと、いきなり再開するのは難しいはずですよ。

久しぶりのときには、心の安心材料として、ED治療薬を飲んでおくのもいいでしょう。安心材料として持っておくだけでもおすすめです。

2人だけの時間をつくり、旅行に行くのは無理だとしても食事には行く。

もう少し勇気を出して、あらかじめED治療薬を飲んでおく。

そういった形できっかけをつくって、ラブホテルに行くのもいいと思います。

奥さんから断られたことで、セックスレスが続いてしまったというケースもありますね。男性からすると、「また断られたらどうしよう」と思ってしまい、反応できなくなることもあります。

反対に、奥さんから求められたときに疲れていて、難しいという場合もあるでしょう。一度断られたことで、お互いに「もう自分は妻から愛されていない」「異性として見られていない」と思ってしまうと、プラスになることはひとつもありません。

余分な肉がついて体型が変わってしまったことを気にしているなら、自分磨きをして昔のスタイルのよかった自分を再現して見せるのもいいでしょう。

「拒否されたから、もうダメだ」とネガティブに考えるのは簡単です。でも、ポジティブに考えるようにして行動をすれば、突破口は十分に開けます。

そもそも奥さんが、セックス自体を好きではないというケースもあるでしょう。男性は、自分が「まだ男性として通用する」ことを証明したいと考えるものです。だからこそ、断られてしまうことで、全否定されたような気持ちになるのかもしれません。

でも、女性側の意見を聞けば、違うことも見えてきます。

ですから、本書は男性向けではありますが、女性にも読んでほしいと思っています。

男性は、女性と同じように繊細な生き物です。

男性器は生き物としての意思を持っているかのように、本体である人の心情と連動しています。

何らかのストレスがあると勃起しづらくなるのだということを、女性にも知ってもらえると、突破口が見つかりやすくなるはずです。

まずは2人の会話から始めましょう

身体が触れる前に言葉での触れ合いを

セックスについて話し合うことが有効であることは間違いありませんが、では具体的にはどのようなことを話せばいいのでしょうか。

そもそも2人のセックスについて話し合わないままでいると、距離が生まれてしまい、時間が経つにつれて修復が難しい状態になってしまいます。

セックスもオナニーも、しない分だけどんどん遠のいていき、なおさらEDに拍車をかけてしまうでしょう。

もしかしたら、セックスはできなくてもオナニーならできる可能性があります。ですから、なぜセックスができているのか、できていないのか、といったことを具体的に話し合う必要があるのです。

セックスカウンセリングは、とくに日本人は受けません。

本を読んで、なんとか解決したいというのが本音のようです。

私のところに相談に訪れる場合も、夫か妻のどちらか1人のことが多く、夫婦そろって来院することはほぼありません。

セックスの話は、それほどハードルが高いのです。

夫婦間でどんな会話が潤滑剤になるのか

私のクリニックで実際によく出てくる相談には、次のようなものがあります。

「何年も行為をしていないんです」

「いまさら、どのように切り出せばいいのかわかりません」

「何度かチャレンジしたのですが、勃起しないのです」

「一度うまくできなかったので、またそうなってしまいそうで怖くて、それ以来していないんです」

「子づくりを目的にセックスすることが続いたために、その後は勃たなくなってしまいました」

「排卵日を意識しすぎて行為に臨んでいたら中折れしてしまい、なんだか次が億劫になってしまいました」

「セックスが義務的なものになってしまい、なんだかやる気が起こらなくなりました。そうなると、今後も妻で勃起できるかどうか不安です」

「妻が痛がって、行為に乗り気ではなくなってしまいました。それ以来していません」

セックスレスを解消するには!?

セックスレスの問題は、大きな社会問題です。

EDが原因でセックスの回数が減って、セックスレスになっているカップルも少なくありません。

日本人の50%以上がセックスレスという統計もあります。

今回は、クリニックに寄せられる相談に基づいてお話しします。

42歳の吉田さん（仮名）は会社員で、妻は35歳の専業主婦、5歳と3歳の2人の息子さんに恵まれ、とても仲睦まじい夫婦のように思えます。

この吉田さん。当院にEDと朝勃ちがなくなったことで外来を受診しました。

理由は奥さんとのセックスレスの問題です。


吉田さんいわく、2人のお子さんを産んで、仕事が多忙になり、どんどん夜の性生活がなくなっていきました。

気づけば、EDだけでなく、性欲もなくなってきたそうです…。

吉田さんのお話では、仕事が忙しいこと、妻が子育てで疲弊しているうえ、子どもと一緒に寝ているので、夜をともにするシチュエーションにならないとのことでした。


吉田さんの体調について聴いたところ、性欲がない、やる気が出ないということから、男性更年期障害の可能性も考え、ホルモン採血、そしてED治療薬を処方しました。

採血結果では、男性ホルモン値なども低かったため、男性ホルモン注射も並行して治療していくことに。

その後、外来受診時には、少しずつ朝勃ちするようにもなっていきました。


ところが、吉田さんは外来でも浮かない顔をしています。

理由を伺うと、ED治療薬を処方されたものの、一向に性行為できるようなシチュエーションにならず、使っていないということでした。

このようなケースはよくあります。

そこで私は「奥さんとよく話し合ってください。もし奥さんがよければ、次回外来に一緒に来てください」と説明しました。


次の外来のときには、奥さんも一緒に受診されました。

吉田さんもセックスレスの問題を頑張って奥さんに打ち明けたようです。

そして一度薬を試し、性行為に臨みましたが、うまくいかなかったとのこと…。

奥さんも、いままで頭のなかで避けていた問題に真剣に向き合いたいと思い、一緒に受診されました。

でも、そこで奥さんから伺ったお話は、また違うものでした。

奥さんは旦那さんのことを愛していますが、いつも帰宅が遅く、自分も子育てで疲れ切ってしまい、セックスレスの問題を後回しにしていたそうです。

そして、夫婦2人とも、行為がうまくいかなかったことで非常に落ち込んでいるようでした。


ここで大事なことは、男女のセックスに対する思い込みの違いです。

セックスレスは、夫婦間のコミュニケーション不足がきっかけになることが多いのですが、まず男性側と女性側でセックスに対する価値観が大きく異なることを認識することも重要です。

男性は、性行為そのものだけがセックスだと思っていることが少なくありません。

でも、セックスは、身体を使ったコミュニケーション手段です。

ですから、性行為がうまくいかなかったという失敗体験の積み重ねが、心因性のEDを招き、セックスレスにつながっていきます。


これまでにもお話ししてきたように、女性は性行為そのものではなく、一緒に食事をしてのデートを大切に考えますし、性行為そのものだけでなく、お互いが触れ合ったり、前戯をたっぷり楽しんだりすることも重視します。

このギャップがあるため、男性側が性行為にあまりにも固執しすぎると、うまくいかなくなってしまうのです。

また、勃起は副交感神経が優位なときに起こるので、男性が焦れば焦るほど、交感神経が優位になり、EDを助長してしまうのです。


私は吉田さんと奥さんに、男女の違いについての話と、セックスには100％の成功はなく、失敗もたくさんあるもので、まったく焦ることなどないという話をしました。

そして、「性行為自体にフォーカスするのではなく、まずはお互いでデートをしてください。

そしてそのときはお子さんの話はせず、新婚のときのお互いの思い出やお互いに未来のお話をしてください」とアドバイスし、いい雰囲気になったときには、保険という意味でED治療薬の内服と、ローションなどの潤滑剤の使用もおすすめしました。

そして次の外来のとき、吉田さんは晴れやかな顔で外来に来ました。

「先生！　うまくいきました！　本当にありがとうございます」

吉田さんは、日曜日にお子さんを実家に預けて2人で久しぶりにデートに出かけたそうです。

もちろん性行為はいままでうまくいっていなかったので、焦らず、「ダメでも大丈夫」とリラックスした気持ちを抱きながら、食事の後に久しぶりにラブホテルに向かったところ、非日常のリラックスした状態で、うまく性行為ができたとのことです。

このようなシチュエーションの場合、わたしは長時間作用型のED治療薬である、「シアリス」をおすすめしていました。

この薬は内服して24時間から36時間効果があるので、事前に内服しておけば、焦って飲む必要はなく、リラックスした状態で性行為を迎えることができます。

ED治療薬も功を奏しましたが、吉田さんがうまくいった理由は、お互いの価値観のすり合わせができたことです。

セックスには、個々の思い込みがよくあらわれます。

とくに男性はアダルトビデオの作品のように、「女性を支配するような性行為をしなければいけない」と、誤った先入観を持っていることも少なくありません。

男性側の思い込みを手放し、セックスは失敗してもいいということ、女性は性行為そのものよりコミュニケーションを重視することなどを受け入れて、お互いの性に対する価値観を共有していくことで、セックスレスの問題は解消されていきます。

そのためのツールとして、ＥＤ治療薬を使用することは、有効でもあるのです。

＊　＊　＊

いかがだったでしょうか。

日々、多くの男性の相談に乗り、治療をしてきたなかで、性に悩む男性たちの切実な思いになんとか応えたいという思いから、知っておいていただきたい知識を、最大限本書にまとめました。

本書が、ＥＤの悩みから解放され、豊かな性生活、しあわせな人生の一助になることを切に願っています。

２０２３年10月　窪田徹矢

窪田 徹矢（くぼた てつや）

1978 年 東京都出身。
医療法人社団 思いやり 理事長。くぼたクリニック松戸五香 院長。
獨協医科大学卒。専門は泌尿器科。日本泌尿器科学会泌尿器科専門医、指導医。
年間 2 万 5,000 人を診察。近隣の総合病院でロボット手術などを手掛ける。
元千葉西総合病院泌尿器科部長。
2017 年 くぼたクリニック松戸五香を開設。
2019 年 医療法人化（医療法人社団　思いやり）。くぼたクリニック松戸五香に改称。
2023 年 4 月 五香駅前にくぼたクリニック松戸五香が拡大移転。
2023 年 8 月 くぼた小児科クリニック松戸五香開設（以前のくぼたクリニックの場所）。

HP
くぼたクリニック松戸五香（泌尿器科、内科、皮膚科、美容皮膚科）
https://matsudo-kubotaclinic.jp/
くぼた小児科クリニック松戸五香（小児科、内科、皮膚科、アレルギー科）
https://family.omoiyari-clinic.or.jp/
医療法人社団思いやり採用サイト　医師、看護師、医療事務の採用情報
https://omoiyari-clinic.or.jp/

YouTube
くぼたクリニック松戸五香（泌尿器科・内科・皮膚科・美容皮膚科）
https://www.youtube.com/channel/UCfeCMVJV8HfO4skCP3uowug
Dr バナナの診療所
https://www.youtube.com/channel/UChdi54Grzyec2yksaVuAy4A

Instagram
くぼたクリニック松戸五香
https://www.instagram.com/kubotaclinicmatsudogoko/
くぼたクリニック小児科クリニック松戸五香
https://www.instagram.com/kubota_pediatrics_clinic

TIKTOK
Dr バナナの診療所
https://www.tiktok.com/@bananasense

Special Thanks to:

企画協力
岩谷 洋介（H&S株式会社）

編集協力
星野 友絵（silas consulting）

本文イラストレーション
柴山ヒデアキ
株式会社ラポール
　イラストエージェント事業部

専門医が教える傾向と対策

ED《イーディー》かな?と思《おも》ったら読《よ》む本《ほん》

二〇二三年（令和五年）十二月五日　初版第一刷発行

著　者　窪田 徹矢
発行者　石井 悟
発行所　株式会社自由国民社
　　　　東京都豊島区高田三—一〇—一一　〒一七一—〇〇三三
　　　　電話〇三—六二三三—〇七八一（代表）

造　本　JK
印刷所　大日本印刷株式会社
製本所　新風製本株式会社